Die Stimme der Erfahrung

Ronald D. Laing

Die Stimme der Erfahrung

Erfahrung, Wissenschaft und Psychiatrie

Aus dem Englischen von
Hans Hermann

Kiepenheuer & Witsch

Zuerst erschienen 1982 bei Allen Lane, London
Aus dem Englischen von Hans Hermann

Umschlag Hannes Jähn, Köln
Gesamtherstellung Bercker, Kevelaer
ISBN 3 462 01563 X

Inhalt

Erster Teil

Zweiter Teil

Danksagung

Groß ist die Zahl der Leute, mit denen ich fruchtbare Diskussionen über die Themen dieses Buches geführt habe. Ich möchte hier nur einige wenige nennen, die nicht nur durch ihre Schriften, sondern auch in persönlichen Gesprächen das, was ich hier aufgeschrieben habe, auf die eine oder andere Weise beeinflußt haben: Gregory Bateson, David Cooper, Stanislav und Christina Grof, Felix Guattari, Francis Huxley, Professor F. A. Jenner, Frank Lake, Bruce Larson, Frederick Leboyer, Professor Norman Morris, Lietart Peerbolte, Bill Swartley.
Mein Dank geht auch an die folgenden Organisationen, deren Unterstützung es mir erst möglich gemacht hat, die zentralen Gedanken hier zu entwickeln und zu erörtern: die »William Alanson White Foundation« in New York; die Universität Wellington in Neuseeland; die Universität Florenz; das »Forum für Humanistische Psychologie und Psychotherapie« in Stuttgart; die »International Society of Transpersonal Psychology«; die »European Association for Humanistic Psychology«; die Universität Löwen.

Erster Teil

1. KAPITEL

Erfahrung und Wissenschaft

I

Die Erfahrung ist keine objektive Tatsache. Eine wissenschaftliche Tatsache braucht nicht erfahren zu werden. Die Unterschiede oder Übereinstimmungen, Ähnlichkeiten und Unähnlichkeiten, die wir als Begebenheiten erfahren, entsprechen nur manchmal jenen Unterschieden oder Übereinstimmungen, die wir als objektiv wirklich ansehen. Jedes Kind weiß, daß Erscheinungen trügerisch sind.

Es ist nicht einmal leicht, zu sagen, was »die Erfahrung« ist. Alle Einzelerfahrungen sind Beispiele »der« Erfahrung, aber die Erfahrung an sich ist keine solche Einzelerfahrung. Die Einzelerfahrung einer objektiven Tatsache oder einer abstrakten Idee ist selber nicht der Eindruck oder die Idee. Die Wirkung, die eine objektive Tatsache auf uns ausübt, ist möglicherweise keine objektive Tatsache. Tatsachen träumen nicht. Ich möchte einen Freiraum, um diese Auswirkungen von Tatsachen und ihre Auswirkungen auf Tatsachen erörtern zu können.

Wir müssen für die Auseinandersetzung mit der Erfahrung an sich einen Freiraum schaffen, denn wenn wir die üblichen Methoden zur Untersuchung der objektiven Welt auf uns anwenden, sind sie unserer eigenen Erfahrung gegenüber zwangsläufig blind und können sich nicht auf unsere Erfahrung beziehen. Würden solche blinden Methoden auf uns angewandt, könnten sie uns leicht in der Praxis kaputtmachen, so wie sie das in der Theorie bereits getan haben.

Wir werden uns mit Beispielen dessen befassen, was in der Psychiatrie, in der Geburtshilfe und in anderen Bereichen geschieht, sobald sich die angewandte Naturwissenschaft unser annimmt.
An diesem Punkt kommen wir nur weiter, wenn wir versuchen, die verworrenen Schwierigkeiten, die uns umgeben, aufzulösen, aufzuklären oder aufzuheben.
Erfahrungen können gewöhnlich, alltäglich, üblich oder unüblich sein, es können Eindrücke, Ideen, Träume, Visionen oder Erinnerungen sein, seltsam, bizarr, vertraut, unheimlich, psychotisch oder gesund – nie sind es objektive Tatsachen.
Selbst der einfachste Schmerz wird nie als eine bloße Sinneswahrnehmung erfahren. Er sticht, zieht, packt zu, brennt. Das Stechen ist da, bevor wir zwischen Einbildung und Sinneswahrnehmung unterscheiden.
Ich werde in diesem Buch versuchen, das Wesen einiger keineswegs objektiver Tatsachen der Erfahrung aufzuzeigen, indem ich sie darstelle und beschreibe.
Wenn ich von Darstellung und Beschreibung rede, dann heißt das, daß ich im Rahmen des üblichen Sprachgebrauchs den Begriff »Beschreibung« in zwei Ebenen aufteile, nämlich einen ersten Grad der Beschreibung, den ich Darstellung nennen will, und einen zweiten Grad der Beschreibung – eine Beschreibung dessen, was bereits dargestellt worden ist.
Ich habe mich mit Hilfe von Skizzen oder Geschichten, die eine Situation unmittelbar darstellen, um ein ausgewogenes Verhältnis zwischen Darstellungen und Beschreibungen bemüht. Ich muß diese Darstellungen einschließen, da ich andernfalls nicht damit rechnen kann, daß der Leser weiß, was ich zu beschreiben versuche. Danach will ich mich ganz sorgfältig auf beschreibende Begriffe beschränken, wenn es darum geht, eine be-

schreibende Verallgemeinerung dessen zu liefern, was vorher dargestellt worden ist. Ohne diese zwei Stufen des Beschreibens und Darstellens wäre es dem Leser nur schwer möglich, zu begreifen, wovon ich rede.

Begriffe wie Transformation, Modulation, Rezession und Regression, Plazenta-Nabel-Struktur (Caduceus) sind Beschreibungen von Darstellungen.

Die meisten meiner Darstellungen und Beschreibungen stammen von Leuten, die für mich persönlich unmittelbar dargestellt haben, wie das für sie ist/war, so zu sein, wie sie sind.

Wir sind nun drei Schritte von den Originalen der Originaldarstellungen entfernt. Vielleicht sind die Bindeglieder zu schwach, als daß sie halten könnten. Die Erfahrung ist nicht objektiv und wird nicht auf Objekte übertragen. Die Art, wie sie vermittelt oder weitergegeben wird, unterscheidet sich von der Übertragung objektiver Information.

Die Erfahrung nimmt dramatische Formen an, die eher mit der diachronisch durch die Zeit sich entfaltenden Musik verwandt sind als mit einer synchron gegenwärtigen bildlichen Darstellung, die durch die Zeit nicht verändert wird.

Eine Melodie ist eine strukturierte Folge von Noten unterschiedlicher Tonhöhe. Die absoluten Tonhöhen der Noten sind ihre Quantität; ihre relativen Positionen und die Rollen, die sie in der dramatischen dynamischen Struktur der Melodie spielen, sind ihre Qualitäten. Nicht die isolierten einzelnen Noten machen die Melodie aus, sondern vielmehr die Form, die aus der Abfolge der Verhältnisse zwischen den Tonhöhen der Noten entsteht. Diese Verhältnisse sind selber keine Noten. Sie sind die Unterschiede zwischen den Noten. Sie sind nicht als Ton zu hören. Wenn die Musik uns anspricht, kommt es zu

einer augenblicklichen sympathetischen Resonanz, in der wir mittönen und in Verbindung zu ihr treten. Diese resonante Verbindung ist etwas anderes als die Art, in der objektive Tatsachen vermittelt werden.
Es kommt zu einer Resonanz zwischen dem Sänger, dem gesungenen und gehörten Lied und dem Zuhörer. Eine Melodie läßt Erregung, Stimmung, Atmosphäre und feine Abstufungen eines Pathos in völlig verschiedenen Völkern und Kulturen, Zeiten und Orten widerhallen und aufleben, Dinge, die keine wissenschaftliche Abhandlung vermitteln und keine wissenschaftliche Methode auch nur im geringsten erfassen kann.

II

Objektive Korrelationen und Erfahrungs-Korrelationen stimmen nur manchmal überein. Objektive und Erfahrungs-Korrelationen sind nicht vom gleichen Typ. Und die Korrelationen *zwischen* diesen zwei Arten sind noch einmal von einer anderen Art.
Zwischen den ersten beiden Arten gibt es also eine Verbindung von einer dritten Art, und sie gehört nicht ausschließlich zu einer der beiden anderen. Diese dritte Art verschließt sich jeder – subjektiven oder objektiven – Betrachtungsweise, die den Blick auf eben die Verbindung ausschließt, nach der sie sucht. In dieser Untersuchung wollen wir sichtbar machen, wie diese Arten in sich und untereinander verbunden und unterbrochen sind.
Im Extremfall einer Disjunktion zwischen Erfahrung und totalem Objektivismus sind es nicht nur ein paar ganz spezielle Erfahrungen, die objektiv unmöglich sind; vielmehr ist dann jede Erfahrung – die Erfahrung an sich – objektiv unerklärbar und würde als unmöglich ausge-

schlossen werden, wenn das ginge, ohne daß man sich damit gleich selber abschafft, ein Widerspruch, der einigen extremen Objektivisten beinahe zum Verhängnis geworden wäre.

Die totale Objektivität schließt sich von jeder möglichen Erklärung der Erfahrung aus. Die erfahrensten Neurowissenschaftler irritiert es am meisten, daß es sie überhaupt gibt und daß zwischen ihr und dem Gehirn eine unerklärbare und unberechenbare Beziehung existiert. Obwohl sie sich genau die gleichen objektiven Tatsachen vornehmen, ist es möglich, daß sie deren Beziehung zur Erfahrung auf jede nur vorstellbare Weise deuten; sie reden von Monismus und Dualismus, von Parallelismus und Interaktionismus, und jede der in Widerspruch zueinander stehenden Theorien nimmt für sich in Anspruch, den objektiven Tatsachen, die ja für alle gleich sind, nicht zu widersprechen. Trotz der kompliziertesten objektiven Informationen über den Zusammenhang zwischen feststellbaren psychischen Aktivitäten des Menschen und objektiven physischen Vorgängen wissen wir im wesentlichen so viel oder so wenig wie eh und je.

Wenn man das, was tatsächlich der Fall ist, in die Dualität des Subjektiven und Objektiven spaltet, *macht* man eine Unterscheidung, die sehr nützlich und für viele Zwekke sogar unbedingt notwendig ist. Glaubt man aber daran, ist die Welt ein zerbrochenes Ei. Es gibt Leute, die zwar einerseits beteuern, sie glaubten nicht mal an Gott, die aber andererseits ohne Skrupel glauben, daß ihre eigenen Unterscheidungen tatsächlich existieren. Natürlich unterscheide ich zwischen dir, der Erde, dem Himmel und mir. Gleichzeitig scheint jede Unterscheidung und jedes unterscheidbare Objekt oder Ereignis auf geheimnisvolle und unergründliche Weise in einer höchsten Einheit aus unendlichen Facetten verbunden, von denen ich einen winzigen Bruchteil hervorhebe und unterscheide.

Wenn wir uns der Erfahrung zuwenden, um herauszufinden, was sie uns zu lehren hat, dann können wir das nicht mit einer Methode tun, die eigens dazu erdacht ist, sie auszuschließen. Ebenso kann unsere Erfahrung der objektiven Wissenschaft im Hinblick auf objektive Tatsachen keine Hinweise geben.

Wir können eine Stimmung nicht messen, Qualitäten nicht zählen. Wir leben von Vergleichen, Ähnlichkeiten und Unähnlichkeiten, Entsprechungen und Unterschieden, die für immer jedes objektiven Inhalts ermangeln. Wir können eine Erfahrung nie so wiederholen, wie wir ein objektives Experiment wiederholen können. Die Modi, Modulationen, Formen und Transformationen der Seele haben nicht nur keine objektive Existenz, sondern viele liegen auch außerhalb des Bereichs menschlicher Vorstellungskraft. Es wird wohl kaum jemanden geben, der nicht wüßte, was es heißt, müde zu sein. Aber es gibt viele Leute, die bezeugen würden, daß sie nicht wissen und sich nicht vorstellen können, was es heißt, Freude zu empfinden. Man kann es nicht wissen, ohne es erfahren zu haben. Wenn die Beziehungen der Noten zueinander nicht als eine Melodie gehört werden, gibt es keine Melodie. Dennoch brauchen diejenigen, die Melodien hören, nicht zu beweisen, daß Melodien existieren, nur weil andere, die sie nicht hören, das bestreiten. Sie könnten sich jedoch so einschüchtern lassen, daß sie glauben, es spiele wirklich keine Rolle. Daß sie also, mit anderen Worten, glauben, die *Qualität*, die man in der Musik oder auf jedem anderen Gebiet nur durch Erfahrung erkennen kann, habe für die Wissenschaft keine Bedeutung, außer als ein weiteres mögliches Untersuchungsobjekt, nicht jedoch als eine Quelle des Wissens. Verehren wir das Objekt unserer Untersuchung als unsere Quelle des Wissens?

III

Eine Tatsache bedeutet mir persönlich nichts, solange ich mir den Unterschied nicht vergegenwärtige. Die *Vergegenwärtigung* des Unterschiedes ist also maßgebend dafür, daß mir ein Unterschied etwas bedeutet. Es ist sehr viel leichter, sich etwas, das man persönlich erfährt, zu vergegenwärtigen, als etwas, das man überhaupt nicht erfährt, vielleicht nicht erfahren kann. Oft ist es sogar so, daß wir uns nicht vergegenwärtigen, was wir nicht erkennen wollen.

Diese Einstellung kann schließlich sogar die Illusion hervorbringen, daß es eine solche Realität als Erfahrung gar nicht gibt. Es ist die Illusion der Realität, die gar nicht anders kann, als fortwährend über die Realität hinauszugehen. Eine teuflische Sache. Allein ihr Vorhandensein verlangt ihre Negierung. Aber diese Negierung fährt ungeachtet ihrer selbst fort, sich zu negieren. Denn die Möglichkeit der letzten Endes objektiven Welt ist objektiv letzten Endes unmöglich. Ein Objekt kann sich nicht vergegenwärtigen, daß es nichts als ein Objekt ist. Wir vergegenwärtigen uns manchmal nicht, daß wir nicht bloß Objekte sind. Die gewöhnliche Welt wird zu einem *enchantement incompréhensible.*

Was die direkt von unserer eigenen Erfahrung abgeleiteten Erkenntnisse und Vergegenwärtigungen betrifft, so weiß jeder von uns im Grunde nicht mehr – und möglicherweise erheblich weniger – als Männer und Frauen zu anderen Zeiten und an anderen Orten. Doch im Gegensatz zu dem aus unmittelbarer Erfahrung gewonnenen persönlichen Wissen wachsen die unpersönlichen Erkenntnisse aus objektiver Beobachtung, Aufzeichnung von Folgerungen und darauf aufbauenden Hypothesen und Theorien und Experimenten von Generation zu Generation immer weiter an. Diese Art des nicht auf Erfahrung beruhenden Wissens verändert das Wesen der menschlichen Erfahrung und des gesamten Lebens auf diesem Planeten in einer Weise, die wir uns nur schwer vorstellen und schon gar nicht voll vergegenwärtigen können.

Die Allianz aus Mathematik und wissenschaftlich verfeinertem objektivem Beobachten und Experimentieren hat zusammen mit anerkannten Methoden zur Festlegung anerkannter Kriterien für die Anerkennung von Tatsachen eine Technologie hervorgebracht, die mit einer beispiellosen und verwirrenden Geschwindigkeit unser aller Leben in fast jeder Hinsicht verändert.

Sie hat uns von Schwertern und Pfeilen in nur vierhundert Jahren auf Bomben und Raketen gebracht. Unsere Lage ist in einzigartiger Weise einzigartig. Wissen wir das? Vergegenwärtigen wir es uns auch?

Die Welt ist in der Theorie längst zerstört worden. Lohnt es sich denn, sie auch in der Praxis zu zerstören? Wir und die Welt, in der wir leben, haben schon seit Jahren keinen Platz mehr in der wissenschaftlichen Theorie.

2. KAPITEL

Der objektive Blick

I

Es gibt Wissenschaftler, die mit Vorliebe betonen, sie seien keine Philosophen, Theologen, Ontologen, Metaphysiker, Ethiker oder gar demütige Psychologen. Als Ausdruck ihrer Bescheidenheit wäre das durchaus schicklich und angemessen, aber häufiger ist das als eine flüchtige Abwertung all dessen zu verstehen, was sie mit ihrer Sehweise nicht sehen können. Das Ironische daran ist, daß solche Wissenschaftler mit ihrer Sehweise die eigene Sehweise gar nicht sehen können.

Von einem rein objektiven Standpunkt aus ist alles ein Objekt, und die einzigen wirklichen Relationen und Korrelationen sind die objektiven. Seine besondere Stärke ist, daß er so wenig reflektiert wie nur möglich. Er kann über seinen Mangel an Reflexion nicht reflektieren*.

Der Akt der Objektivierung und die Haltung der Objektivität sind keine objektiven Objekte. Sie sind nicht mit

* Es gibt und gab Wissenschaftler, die gründlich reflektieren. Keiner hat es versäumt, über die grundlegende Reflexionslosigkeit des ausschließlich objektiven Standpunkts in der Wissenschaft zu reflektieren. Physiker und Mathematiker, die mit uns am weitesten ins wissenschaftliche Universum vorgedrungen sind, sind heute in bezug auf die Wissenschaft besonders skeptisch und am wenigsten dogmatisch. Ich glaube allerdings, daß Sewell in *The Orphic Voice* (1960) recht hat, wenn er »eine Ablehnung der Selbst-Bewußtheit« als einen der Wesenszüge zeitgenössischer Biologen bezeichnet (S. 43). Vgl. auch Capra (1975), Goldstein (1939), Grene (1968, 1974), Polanyi (1958), Whitehead (1967, 1978).

einer Betrachtungsweise zu sehen, deren herausragende Tauglichkeit genau darin besteht, desubjektivierte objektive Vorgänge sichtbar zu machen. Die wissenschaftliche objektive Welt ist nicht die Welt des realen Lebens. Sie ist ein äußerst kompliziertes Kunstprodukt, geschaffen in vielfältigen Operationen, die die unmittelbare Erfahrung in ihrer ganzen scheinbaren Unzuverlässigkeit aus ihrer Gedankenfolge wirkungsvoll und wirksam ausschließt.

Dieser Punkt ist von einer Reihe von europäischen Denkern herausgearbeitet worden. Ich will ihn nur wiederholen, aber nicht ausführlich darauf eingehen.

Ich möchte mich vielmehr mit einigen der sowohl praktischen als auch theoretischen Schwierigkeiten befassen, mit denen wir zu tun bekommen, wenn wir versuchen, die Früchte wissenschaftlicher Objektivität in den Dienst unserer eigenen gewöhnlichen menschlichen Realität zu stellen, von der sich der Wissenschaftler so weit entfernt hat.

Der objektive Wissenschaftler arbeitet nicht nur mit komplexen Umwandlungen naiver Erfahrung, sondern stößt heute mit Hilfe einer meta-sinnlichen Instrumentierung in einen Bereich vor, der außerhalb der menschlichen Erfahrung oder der menschlichen – gleich wie abgeschwächten – Sinneseindrücke liegt. Doch unsere gelebte menschliche Welt – und sei sie noch so abstrahiert und zergliedert, kontrolliert und manipuliert – bildet den Ausgangs- und Schlußpunkt aller Bemühungen in dieser Richtung. Wir *brauchen* die Realitäten oder Fiktionen unserer gelebten Welt – und sei es nur, um sie erklären zu können – in den leblosen Begriffen der ungelebten Vorgänge der Mathematik und Physik. Jede Erklärung erfordert eine Beschreibung, um etwas erklären zu können.

II

Um auch nur einen Beginn als Wissenschaftler zu machen, muß der künftige Wissenschaftler eine Reihe von zwangsläufig unobjektiven Operationen an dem Aspekt seiner Erfahrung durchführen, dem er sich wissenschaftlich nähern will. Erst wenn er sich die angemessene, erforderliche objektive Betrachtungsweise angeeignet hat, kommt das, was er objektiv sehen will, ins Blickfeld. Und erst dann kann er anfangen, das zu untersuchen, was ins Blickfeld gekommen ist.

Es gibt bei den verschiedenen Fachrichtungen, die unter Wissenschaftlern allgemein als wissenschaftlich gelten, viele Abstufungen, und einige versuchen gezielt, die Welt, in der wir leben, mit voller wissenschaftlicher Strenge zu untersuchen, ohne sich ihr zu entfremden. Das ist nie einfach: Ist es überhaupt möglich? Früher hielten wir mit dem Herzen des Babys, seinen Ängsten und Nöten, dadurch Kontakt, daß wir unsere Ohren drauf drückten und horchten, und manchmal horchten wir gar Herz an Herz. Heute wenden wir uns von dem Baby ab. Wir beobachten Abstraktionen auf einem Monitor. Die Praxis entfremdet uns, selbst wenn uns theoretisch klar ist, daß sie das tut.

Der gleiche wissenschaftliche Blick läßt sich auf alles und jedes werfen, von Sternen bis zu Atomen, von Mikroben bis zu Menschen. Wenn wir diesen Blick auf uns selbst richten, hat er mehr zur Folge als nur die teilweise oder ganze Ausschaltung der Erfahrung und der Sinneseindrücke. Während er in Aktion ist, muß er die lebendige *Gegenwart* der anderen Person aufheben. Wenn man den anderen als Objekt betrachtet, verwandelt man nicht nur den Menschen in eine Sache, sondern man schneidet gleichzeitig mit diesem Blick jede persönliche Beziehung zwischen sich selbst und dem anderen ab.

Sagen wir das ganz deutlich. Ich habe nichts gegen dieses Verfahren *per se.* Ich verlange nicht, daß der Chirurg beim Einrichten eines Knochens oder der Dentist bei einer Wurzelbehandlung mir gegenüber irgendwelche persönlichen Gefühle oder Absichten hegt, während er sich – wie ich hoffe – ganz und gar auf seine unpersönliche Aufgabe konzentriert.
Doch Chirurgen und Wissenschaftler vergessen manchmal, daß wir erst mit Hilfe nicht-objektiver Denkprozesse »objektiv« werden. Nicht-objektive Veränderungen rücken die objektive Welt ins Blickfeld.
Es hat etwas Paradoxes an sich, daß nicht-objektive Akte Objektivität schaffen. Daß die »objektive« Welt erst ins Blickfeld rückt, wenn wir objektiv sind. Nichts ist subjektiver als eine Objektivität, die gegen die eigene Subjektivität blind ist.

III

Wir kennen keine andere Zeit und keinen anderen Ort in der Geschichte, wo wir über unsere Sinne und Begriffe und sogar über unsere Vorstellungskraft hinaus vordringen konnten – etwas, was wir heute routinemäßig tun. Innerhalb weniger Generationen haben wir uns so sehr an den Einfluß der angewandten Naturwissenschaft gewöhnt, daß ihre einzigartigen Wunder fast schon Banalitäten sind. Mikroskop und Teleskop, Telegraf, Telefon, Rundfunk, Fernsehen, Elektrik, Elektronik führen uns über das hinaus, was wir direkt erkennen. Und sie haben zahllose Konstruktionen zerschlagen, die allein auf der direkten Beobachtung von Erscheinungsformen beruhten.

Vierjährige Kinder wollen wissen, wo der Schalter ist, mit dem sich der Mond ein- und ausschalten läßt. Unsere Anpassung an diese wahrhaft revolutionäre Lage war dergestalt, daß wir sie uns kaum vergegenwärtigt haben. Ich weiß zwar, daß, wenn der meta-sinnliche Apparat an die Stelle der menschlichen Sinne tritt, zunächst einmal der Erkennende und das Erkannte ausgeschaltet werden; aber habe ich mir die Auswirkungen dieser Tatsache voll vergegenwärtigt? Wenn der Schalter betätigt wird, kommt es nicht zu einer allmählichen, sondern zu einer sprunghaften Verlagerung. Wir beobachten farbige Streifen aus dem Spektrum, das leuchtender Wasserstoffdampf entstehen läßt. Was der Apparat uns vermittelt, sind Sinneseindrücke.

Doch im Rahmen des wissenschaftlichen Abenteuers bleibt dieser farbige Eindruck zurück. Der Wissenschaftler will die physikalische Natur ergründen, und das heißt für ihn: die nicht-sinnliche Natur der Sinneswahrnehmungen. (Schrödinger, 1967, S. 173–175)

Der Physiker erklärt und kontrolliert diese sinnliche Welt mit dem, was sie nicht ist. Die Elektrizität versorgt uns mit Licht. Gewöhnliche, an der Welt festhaltende Sterbliche haben die unsichtbaren und lichtlosen Bereiche, in denen der Wissenschaftler manchmal fast selbst zu verschwinden scheint, längst aus den Augen verloren.

Um in diese Bereiche vorzudringen, muß man sich weitgehend vom eigenen Selbst freimachen. Für Gefühle ist dort kein Platz. Objektiv ist die Subjektivität bedeutungslos. Man muß nicht nur sich selbst als ein empfindendes, fühlendes, planendes menschliches Wesen auf absehbare Zeit aus einem wissenschaftlichen Bild eliminieren; mit der Instrumentierung ist in gewissem Sinne die menschliche Welt selbst eliminiert. Wir müssen wieder zu unseren Sinnen zurückfinden, aber sie sind nun selbst Instrumente*.

Was unsere Instrumente uns von unseren Vorstößen über die Sinneserscheinungen hinaus zurückbringen, muß immer noch Sinnesmaterial sein. Wir müssen unsere Maschinen derart konstruieren, daß sie ihre »Befunde« so ausdrücken, daß wir letztlich eine phänomenale Botschaft erhalten, die von unseren nur-allzu-menschlichen trügerischen Sinnesorganen registriert und von unserem Verstand ausgewertet werden kann. Nur wir können die eigentlichen Befunde in dem finden, was unsere Instrumente finden.

Der menschliche Verstand wurde argwöhnisch, mißtrauisch gegen seine eigenen Selbsttäuschungen und gegen die illusorischen Möglichkeiten der gewöhnlichen menschlichen Erfahrung, und schon lange, bevor er den wissenschaftlichen Weg fand, hat er sich bemüht, diesen Zustand zu neutralisieren oder zu überwinden.

Die Trennung einer illusionären gelebten Welt von einer realen ungelebten Welt reicht so weit zurück wie die ersten Aufzeichnungen des menschlichen Geistes, ob im Westen oder im Osten. Im Westen soll es Heraklit gewesen sein, der vor über 2500 Jahren das alles einen »Haufen Staub« nannte (Diels, *Fragmente* 124). Demokrit sagt uns, wir seien »fern von der Wirklichkeit« (Diels, *Fr.* 6).

* Ich fragte einen theoretischen Physiker, welche Funktion diese ganze Welt – diese wirkliche Welt, in der wir wirklich leben – für ihn als Wissenschaftler habe. Er blickte suchend zum Himmel und dachte eine ganze Weile nach.

»Aber sie *ist* sehr *nützlich*!« rief er aus.

Er hat mich dringend gebeten, seinen Namen im Zusammenhang mit dieser Geschichte nicht zu nennen, also halte ich mich daran. Er schwört, er habe das nie gemeint.

Farb- und Geschmackswahrnehmungen seien zufällige Konventionen (Diels, *Fr.* 9, 11, 123).

»Es gibt zwei Formen der Erkenntnis, die echte und die unechte. Zur unechten gehören folgende allesamt: Gesicht, Gehör, Geruch, Geschmack, Gefühl. Die andere *Form* aber ist die echte, die von jener jedoch völlig geschieden ist. Wenn die unechte nicht mehr ins Kleinere sehen oder hören oder riechen oder schmecken oder tasten kann, sondern die Untersuchung ins Feinere geführt werden muß, dann tritt an ihre Stelle die echte, die ein feineres Denkorgan besitzt.« (Diels, *Fr.* 11.)

Das Paradoxon des Reflektierens kommt bei Demokrit ebenfalls vor.

»(Die Sinne reden gegen den Verstand:) ›Du armer Verstand, von uns nimmst du deine Beweisstücke und willst uns damit besiegen? Dein Sieg ist dein Fall!‹« (Diels, *Fr.* 125.)

Seither ist die Wissenschaft im Westen immer weiter vorgedrungen, indem sie dem Paradoxon dadurch nachging, daß sie die Erscheinungen irgendwie gleichzeitig untersuchte und negierte. Sie hat sich nicht nur von den Sinnen, sondern noch von manch anderem freigemacht: von Aberglauben und Spirituellem, Magie und Metaphysik, Polytheismus und Poesie. Qualität und Form sind überall, aber sie sind schwer zu orten. Gefühle, Motive, Absichten, Seele, Bewußtsein haben keinen Platz mehr. Einige Wissenschaftler glauben heute, es sei dringend nötig, das Bewußtsein auf die eine oder andere Weise wieder in ihren Gleichungen unterzubringen. Aber wie? Das ist in der Tat ein verwirrendes Problem.

Galilei verlangte die Entfernung aller Qualitäten, die verschwinden würden, wenn sich das menschliche Bewußtsein auflöste. Was für ein kühner Entwurf! Und wie hat er doch unser Bewußtsein in den letzten vierhundert Jahren verändert.

> »Sobald ich an irgendeine materielle oder körperliche Substanz denke, spüre ich augenblicklich den Zwang, sie mir als begrenzt und in dieser oder jener Gestalt vorzustellen; als etwas, das im Verhältnis zu anderen Dingen groß oder klein ist und sich zu jedem gegebenen Zeitpunkt an einem ganz bestimmten Ort befindet; als etwas, das in Bewegung ist oder ruht; als etwas, das einen anderen Körper berührt oder nicht berührt; und als etwas, das einmal oder ein paarmal oder oft vorkommt. Von diesen Bedingungen kann ich auch mit der größten Phantasie eine solche Substanz nicht befreien. Aber daß sie weiß sein müsse oder rot, bitter oder süß, lieblich oder übelriechend, laut oder leise – das sind für meinen Verstand keine notwendigen Begleiterscheinungen. Ohne die helfende Anleitung unserer Sinne würde unsere Vernunft oder Vorstellungskraft wahrscheinlich nie zu derartigen Qualitäten kommen. Daher glaube ich, daß Geschmack, Geruch, Farben usw. – was das Objekt angeht, dem wir sie zuschreiben – nicht mehr sind als bloße Bezeichnungen und daß sie nur in unserem Bewußtsein zu finden sind. Wenn also die Lebewesen entfernt würden, würden alle diese Qualitäten weggewischt und ausgelöscht. Da wir ihnen aber eigene Bezeichnungen gegeben haben, die sich von denen der vorher erwähnten anderen und realen Qualitäten unterscheiden, möchten wir glauben, daß sie sich von denen tatsächlich unterscheiden und wirklich existieren.« (Nach Drake, 1957, S. 272.)

Vielleicht haben wir Menschen schon immer, seit wir uns in einer Welt gefunden haben, darüber spekuliert, wie die Welt ohne uns sein würde. Doch die moderne Wissenschaft nach Galilei und Descartes hat diese Überlegungen mit der Frage nach Leben und Tod auf die Spitze getrieben. Die Welt mußte erst in der Theorie zerstört werden, bevor sie in der Praxis zerstört werden konnte.

Für manchen praktizierenden Wissenschaftler scheint sich heute Galileis Programm von selbst zu verstehen. Man entledigt sich der Welt so unauffällig, wie man sich der Kleider entledigt, ehe man schwimmen geht oder sich schlafen legt. Die damit zusammenhängenden Denkprozesse sind auf der einen Seite so notwendig, wie sie auf der anderen Seite automatisch und unbemerkt vor sich gehen. Sie werden oft nicht vergegenwärtigt und manchmal sogar bestritten. Sie werden von denen, die sie vollziehen, nur selten reflektiert. Und doch gilt die von ihnen erzeugte Betrachtungsweise heute in vielen Lagern als die einzige rationale Betrachtungsweise, die einzige Möglichkeit zum Einholen der einzigen Art von Information, die wirklich zählt, nämlich: was kann uns helfen zu erraten, was sich in unserer Abwesenheit abspielt? Komische Dinge ereignen sich, wenn dieser Blick etwas zu erblicken versucht, was er – so wie er angelegt ist – gar nicht sehen kann*.

Der voll ausgebildete entmenschlichte wissenschaftliche Blick ist eine schwer erkämpfte Errungenschaft.

* Nach einer Vorlesung, in der ich ausgeführt hatte, daß sich die Qualität von der Quantität unterscheide, daß ihr ein intellektueller, ästhetischer und moralischer Status zukomme, den unsere einseitige Beschäftigung mit der Quantität uns leicht übersehen lasse, sagte ein in der Forschung tätiger Physikdozent von 33 Jahren zu mir: »Ich muß sagen, an Qualität habe ich überhaupt noch nie gedacht. Qualität? Qualität??!!«

IV

Wir sind über den noch sehr menschlichen Mangel an Ritterlichkeit hinausgegangen, der den Renaissance-Denker Francis Bacon kennzeichnet. Für ihn ist die Natur eine Dame. Man darf sie jedoch nicht »frei und ungehindert« lassen. Man muß sie zwingen und bedrängen. Denn »wenn sie durch die Kunst und die Hand des Menschen aus ihrem natürlichen Zustand gezwungen und gedrückt und geformt wird" (Bacon, 1960, S. 25), sagt sie uns vielleicht, was wir wissen wollen. Wenn nicht, müssen wir ihre tieferen Geheimnisse durch Folter aus ihr herausholen.

Die moderne Wissenschaft ist über diese fast romantische Vorstellung hinausgegangen, nach der die Natur eine Frau ist, die wir nach Belieben ansehen, ausziehen und uns gefügig machen können*. Gewiß steckt in die-

* Trotzdem konnte Morgan noch 1916 schreiben:

> »Tatsächlich ist der Einwand erhoben worden, unsere Zuchtversuche mit der *Taufliege* geschähen unter künstlichen und unnatürlichen Bedingungen. Es ist mehr als nur angedeutet worden, daß die mit dem Zuchtkasten, dem Samentrog, dem Blumentopf und der Milchflasche erzielten Resultate auf die Evolution im »Freien«, auf die freie Natur oder auf in Freiheit lebende Typen nicht anzuwenden seien. Konsequenterweise sollte dieser Einwand auch das Reagenzglas und die Waage des Chemikers und das Galvanometer des Physikers mit einbeziehen. *Das alles sind unnatürliche Instrumente, die dazu dienen, die Natur zu foltern, um hinter ihre Geheimnisse zu kommen.* Ich riskiere die Behauptung, daß die eigentliche Antithese nicht zwischen natürlicher und unnatürlicher Behandlung der Natur zu suchen ist, sondern vielmehr zwischen kontrollierten oder nachprüfbaren Erkenntnissen auf der einen und ungehemmter Verallgemeinerung auf der anderen Seite.« (Zitiert von Allen, 1978, S. 67. Hervorhebung von R. D. L.)

Man beachte, daß die »eigentliche« Antithese für ihn nichts damit zu tun hat, ob wir die Natur foltern sollten oder nicht, oder ob Foltern die beste Methode ist, eine Dame kennenzulernen.

sem wissenschaftlichen Programm einer ungezügelten männlichen Vorherrschaft nichts Wissenschaftliches, was uns davon abhalten könnte, in jeder beliebigen Weise wissenschaftlich mit ihr umzugehen. Für den Wissenschaftler ist nichts, was er tut, falsch, solange es nicht wissenschaftlich falsch ist.

> »Einige fürchten in ihrer Einfalt, eine tiefere Naturansicht möge über die Grenzen der Nüchternheit hinausgehen. Sie wenden das, was die Hl. Schrift gegen die Klüglinge, welche ihre Geheimnisse durchdringen wollen, sagt, auch fälschlich auf die Erforschung der Naturgeheimnisse an, welche doch durch kein Verbot untersagt ist.« (Bacon, 1962, S. 69.)

Es gibt behutsame Wissenschaftler, die die wissenschaftliche Rucksichtslosigkeit auf solche Bereiche und Mittel und Wege beschränken möchten, die ihnen als anständigen Menschen harmlos erscheinen.

Ein Wissenschaftler braucht nicht rücksichtslos zu sein. Wohlwollen und Mitleid sind allerdings nicht Teil der wissenschaftlichen Methode, wenngleich sie zu den Objekten einer wissenschaftlichen Untersuchung gemacht werden können. Wissenschaftliche Verfahren, die zerstören müssen, um zu entdecken, lassen sich auf jede Materie, ob tot oder lebendig, anwenden und werden auch angewendet – auf Steine und Blumen, Viren, Insekten. Und wenn sie sich gegen Ratten und Mäuse, gegen Katzen und Hunde, gegen Vögel und Fische, gegen Affen und schließlich, unweigerlich, gegen uns richten, gibt es keine intra-wissenschaftliche moralische Bremse, mit der sich die wissenschaftliche Wucht abschwächen ließe. Sie sind nicht weniger wissenschaftlich, nur weil ihre Anwendung moralisch abstoßend ist.

Was wissenschaftlich richtig ist, kann moralisch falsch sein.

Ein Experiment kann wissenschaftlich einwandfrei und ethisch verwerflich sein.
Der Wissenschaftler kann das mit seinem wissenschaftlichen Blick nicht sehen. Er kann mit seinem Blick nicht auf seinen eigenen Blick blicken, denn der wissenschaftliche Blick ist ein *Akt.* Dieser *Akt* gehört nicht zu den *Fakten,* die sein Blick unter Ausschluß aller Nicht-Fakten sichtbar werden läßt.
Kann dieser Blick harmlos sein? Manche Wissenschaftler scheinen hinzublicken, ohne einzugreifen; sie scheinen sachlich, aber nicht abgestumpft, unbefangen und unparteiisch, aber nicht unmenschlich oder inhuman zu sein. Es ist in einigen Bereichen der Wissenschaft möglich, mit so verfeinerten Methoden vorzugehen, daß man um so mehr herausfindet, je weniger man eingreift. Wir sollten den großen Mathematikern, die die Qualität von Zahlen enthüllt haben, nicht die Tatsache vorhalten, daß sich einige Leute einbilden, die einzige Art, wissenschaftlich zu sein, bestehe darin, alles – selbst Zahlen – zu quantifizieren. Was außerhalb unserer Kontrolle liegt, wollen wir wissenschaftlich ebenso erfassen, wie das, was in unserer Kontrolle ist. Was wir wissenschaftlich sehen, vergrößert vielleicht unser Interesse daran, das, was wir sehen, auf sich beruhen zu lassen. Aber der herzlose, teilnahmslose Blick, der unbelastete rücksichtslose Blick voll grenzenloser Neugier, der sich selbst dazu ermächtigt, gierig der eigenen Befriedigung nachzujagen, ist nicht weniger wissenschaftlich. Er hat von dem, was ihm nur als sentimentale Naivität erscheinen kann, so großen Abstand gewonnen, daß die Behauptung, man sei von *seinen* Behauptungen nicht beeindruckt, in den Ohren derer, die alles nur mit diesem einen Blick betrachten, wohl bestenfalls nur schrullig klingen kann.

»In über 700 Operationen verdrehte, verkehrte, addierte, subtrahierte und vermischte ich die Gehirnteile. Ich warf sie durcheinander. Ich gruppierte sie um. Ich zerstückelte sie, streckte sie, änderte ihre Richtung, verkürzte sie, legte sie nebeneinander, übereinander, einander gegenüber und stellte alles auf den Kopf. Ich schnitt von vorn nach hinten, mit Teilen des Rückenmarks, mit von innen nach außen gekehrten Teilen des Gehirns. Aber nichts bis hin zu dem Punkt, wo ich das Gehirn in den Abfalleimer warf – nichts zerstörte die Gefühle.« (Pietsch, 1972, S. 66.)

Er spricht von Salamandern.

Es gibt keinen wissenschaftlich triftigen Grund, so etwas nicht auch mit uns zu machen.

V

In vielen Teilen der Welt lautet das entscheidende Kriterium für einen geistig gesunden oder kranken Menschen: kennt er den Unterschied zwischen richtig und falsch? Die objektive Richtung der Wissenschaft ist stolz darauf,* die vorwissenschaftlichen Kategorien von Gut und Böse aus ihrer Theorie und Praxis ausgeschlossen zu haben. Und doch wird oft der Anspruch erhoben, die objektive wissenschaftliche Vernunft solle den Vorrang er-

* »Sind die Menschen als mit Bewußtsein begabte und neugierige Wesen etwas Einmaliges im Weltall oder nicht? Wie die Antwort auch ausfallen mag – der Mensch kann sicherlich stolz darauf sein, daß er in der biologischen Evolution soweit gelangt ist, derartige Fragen stellen zu können.« (Luria, 1974, S. 163).
Ist ein solcher Stolz etwas, auf das man stolz sein kann? Eine fromme Lüge, die Überlebenswert gehabt haben mag, aber heute vielleicht nicht mehr?

halten und über dem Himmel, der Erde, den Salamandern und uns stehen. Nachdem sie entschieden hat, daß die Unterscheidung von Gut und Böse *nicht* zu dem gehört, was sie weiß oder wissen möchte, sagt sie uns, was zu tun ist, froh, nichts von Geist und Seele zu wissen, von Liebe und Haß, Schönheit und Häßlichkeit und allem anderen, was den meisten Menschen das Leben erst lebenswert macht.

Nach Jacques Monods Auffassung ist die Weigerung der objektiven Wissenschaft, sich auf die Sehnsucht der Menschen nach den alten, bedeutungsvollen, vorwissenschaftlichen Zeiten einzulassen, für einen großen Teil der ihr entgegengebrachten Feindseligkeit verantwortlich. Diese Feindseligkeit rührt, so glaubt er, von einer Weigerung, ihre »wesentliche Botschaft« zu akzeptieren. Wenn wir diese Botschaft in ihrer vollen Bedeutung akzeptieren,

> ». . . dann muß der Mensch endlich aus seinem tausendjährigen Traum erwachen und seine totale Verlassenheit, seine radikale Fremdheit erkennen.« (Monod, 1971, S. 211.)

Es ist völlig richtig, fährt er fort, daß die Wissenschaft die Werte des »alten Bundes« attackiert. Sie löscht, wie er sagt, tatsächlich diese Werte aus. Sie tut das nicht durch frontale Angriffe. Sie sitzt nicht zu Gericht über sie. Sie ignoriert sie, um sie zu untergraben. Wir gehörten den alten Werten, doch die neuen Werte gehören uns, denn *wir* erfinden sie.

Die Wissenschaft rechtfertigt also nach Monod die Furcht und Feindseligkeit, die vom Rest des alten Bundes – noch immer in seiner kosmischen Abhängigkeit gefesselt – an den Tag gelegt wird. Die Ethik, bisher ihrem Wesen nach nicht-objektiv, ist für immer vom Objektbereich der Erkenntnis ausgeschlossen. (S. 212.)

Die neuen wissenschaftlich begründeten Werte gehören uns, nur uns, denn wir sind ihr Schöpfer und Herr. Welche Ironie, wenn es von ihnen heißt, sie »scheinen sich in der gleichgültigen Leere des Universums aufzulösen«!
Und so wendet sich der »moderne Mensch« (S. 208 ff) gegen die Wissenschaft, denn »er kann jetzt ihre schreckliche Zerstörungskraft ermessen, die sich nicht nur gegen den Leib, sondern gerade gegen den Geist richtet«*. Ist es da ein Wunder, daß so mancher moderne Mensch Fragen stellt?

VI

Manche wissenschaftliche Fakten treten erst in Erscheinung, wenn wir Objektivität erlangen. Manche Fakten sind wissenschaftlich existent und signifikant, haben aber keine signifikante persönliche Existenz. Die menschliche Signifikanz der wissenschaftlichen Existenz oder Signifikanz ist ohne wissenschaftliche Existenz oder Signifikanz.
Unser ganzer Lebenszyklus von der Empfängnis bis zum Tod wird heute vom wissenschaftlichen Blick abgetastet. Die wissenschaftliche Medizin ist in vielen Teilen der Welt mit der Macht ausgestattet, festzulegen, wie, wann,

* Ich fragte den Physiker Fritjof Capra, Autor von *The Tao of Physics,* was er von Jacques Monods *Zufall und Notwendigkeit* halte.
Er habe, gab er mir zur Antwort, Heisenberg gefragt, was *er* von Monod halte, und Heisenberg habe geantwortet: »Ich glaube nicht, daß er die Quantenphysik wirklich versteht.« Auch wenn ich nur eine höchst vage Vorstellung von der Bedeutung dieser Antwort habe, so spürte ich doch eine kaum wahrnehmbare Woge einer zweifellos völlig ungerechtfertigten Erleichterung. (Laing, 1980, S. 20.)

wo und von wem wir zu behandeln sind, wenn wir geboren werden, gebären und sterben, oder immer dann, wenn wir uns physisch oder sozial nicht wehren können.

Daß die Wissenschaft dafür, daß sie *uns* nicht wissenschaftlich behandelt, unmöglich wissenschaftliche Gründe finden kann, zeigt die folgende Geschichte, die Joseph Needham (1975) in seiner Geschichte der Embryologie erzählt. Er gibt uns ein frühes Beispiel eines in der wissenschaftlichen Tradition stehenden Experiments, eines Experiments, das möglicherweise ahnen läßt, was noch auf uns zukommt. Auch wegen der durch und durch wissenschaftlichen Natur der Kontroverse, die diese Geschichte auslöste, lohnt es sich, sie vollständig zu zitieren.

> »... mein Freund Dr. R. W. Gerard machte mich auf eine merkwürdige Geschichte aufmerksam, deren Herkunft er nicht genau feststellen konnte. Demnach hatte die Ptolemäerkönigin Kleopatra den Verlauf der Fötus-Entwicklung untersucht, indem sie Sklavinnen in bestimmten Phasen nach der Empfängnis sezierte; sie folgte dabei den Richtlinien, die Hippokrates im Hinblick auf Hühnereier genannt hatte. Die Geschichte ist rabbinischen Ursprungs, wie es scheint (vgl. Preuss, S. 451). R. Ismael (Nidd. III.7) lehrte, daß der männliche Fötus in 41, der weibliche in 81 Tagen völlig ausgewachsen sei, und als seine Quelle nannte er die Ergebnisse des oben geschilderten alexandrinischen Experiments. Skeptiker machten geltend, die Paarung könnte ja vor Beginn des Experiments stattgefunden haben, doch die Anhänger der Theorie erwiderten, selbstverständlich sei ein Abortivmittel verabreicht worden. Skeptiker äußerten Zweifel an der universalen Wirksamkeit dieser Dro-

gen. Sie bezweifelten außerdem, daß jeder Geschlechtsverkehr zwischen den Sklavinnen und den Gefängniswärtern unterbunden wurde.« (Needham, 1975, S. 65.)

Die Tradition ist ungebrochen. Ein Wissenschaftler unserer Zeit sagt uns, der Uterus

». . . *galt* als die ideale Umgebung für das Wachstum und die Entwicklung, *aber* die Darstellungen der Fortpflanzungsbiologie enthüllen störende Einflüsse. *Wir können uns mit der völligen Anpassung des Fötus an seinen pränatalen Schutzhafen nicht mehr begnügen, sondern müssen diese Umgebung mit allen biologischen Mitteln kontrollieren, die unser klinisches Wissen uns zur Verfügung stellt.* Die Menschheit hat die latente Macht, durch eine bewußte Beeinflussung der intrauterinen Umgebung für ein optimales Wachstum und eine optimale Entwicklung des Gebärmuttergastes zu sorgen, denn wir sind nicht mehr die hilflose Kreatur, die auf immer blinden, unkontrollierbaren Kräften ausgeliefert ist.« (Kugelmass in Ferreira, 1969, S. VIII. Hervorhebungen von R. D. L.)

Wir müssen diese Umgebung mit allen biologischen Mitteln kontrollieren, die uns zur Verfügung stehen. Sind das die Worte eines Wissenschaftlers oder eines Generals? Die Frau, die zufällig – auf eine wissenschaftlich unerklärliche und irrelevante Art – mit dieser Umgebung, ihrer Gebärmutter, verbunden ist, hat allen Grund, vor der derzeitigen Macht dieses wissenschaftlichen, klinischen Geistes mit seinem unerschrockenen, unermüdlichen missionarischen Eifer zu zittern.

Gott sei Dank, sage ich mir oft, daß Wissenschaftler mit einer derartigen Einstellung viele der Kräfte, die sie zu kontrollieren suchen, nicht sehen können, auch wenn sie sich noch so sehr bemühen. Bei ihrer Arbeit mit Gürteltieren sorgten Anderson und Benirschke (1964) erst dafür, daß die Tiere trächtig wurden, schnitten ihnen dann die Fötusse aus dem Leib, zerstückelten die Fötusse, trafen eine willkürliche Auswahl unter den Stücken, pflanzten sie wieder den Muttertieren ein und

> ». . . beobachteten, daß Transplantate vom Fötus und Neugeborenen von der Mutter problemloser angenommen werden als von anderen Weibchen, ob trächtig oder nicht, eine Beobachtung, die *darauf schließen läßt, daß zwischen einer Mutter und ihrem Sprößling möglicherweise rasch eine einzigartige persönliche Beziehung hergestellt wird.*« (Ferreira, S. 117. Hervorhebungen von R. D. L.)

Der Gedanke, daß Beobachtungen an willkürlich ausgewählten Transplantaten von Gürteltier-Fötussen »darauf schließen lassen«, daß zwischen einer Mutter und ihrem Sprößling möglicherweise rasch eine einzigartige persönliche Beziehung hergestellt wird, mag manchen Leuten ziemlich umwegig, ziemlich seltsam, ja fremd und bizarr und grotesk vorkommen. Doch es handelt sich um ein ganz normales Stück normalen wissenschaftlichen Denkens und Handelns.

Man sollte glauben, daß die objektive Wissenschaft, so wie sie sich selber sieht, völlig unqualifiziert ist, irgendwelche wissenschaftlichen Aussagen über die Qualitäten der menschlichen Erfahrung zu machen, die so unbescheiden sind, auf ihrer Existenz zu beharren, obwohl die Wissenschaft sie nicht untersuchen kann.

Persönliche Bindungen lassen sich nicht mit einem Blick erkennen, der den persönlichen Zusammenhang zwischen dem Blick und dem Erblickten durchtrennt.

Der wissenschaftliche Blick ist kein Akt der Kommunion. Schon allein die Vorstellung von einem Sakrament des gegenwärtigen Augenblicks ist, wissenschaftlich gesehen, wertlos und unsinnig. Ohne objektive Existenz kommt ihm auch kein erkenntnistheoretischer Wert zu. Die vage Existenz, die man ihm vielleicht mit aller Vorsicht zugestehen kann, hat in der objektiven Zeit und im objektiven Raum keine reale Existenz. Das bedeutet soviel wie: *wir* sind abgeschafft worden und können nur noch auf unsere Vernichtung warten.

VII

Wir müssen zwischen den Ansprüchen, die unsere rohe, ungezügelte, ungezähmte Erfahrung an unsere Urteilskraft stellt, und den Ansprüchen der objektiven Vernunft die richtige Ausgewogenheit finden. Beide sollten zu ihrem Recht kommen.

Der heutige Mißklang zwischen einer der wichtigsten Formen des Denkens in der Geschichte der Menschheit und der menschlichen Erfahrung selbst ist zutiefst beunruhigend.

Die Wissenschaft muß vieles ausschließen, um so blikken, sehen, finden und argumentieren zu können, wie sie das tut, und viele Leute würden die Wissenschaft am liebsten einfach vergessen, weil sie sie so sehr beunruhigt. Wissenschaftler scheinen oft nicht nur das auszuschließen, was taktisch notwendig ist, sondern auch das, womit sie persönlich nicht fertig werden, und wir sind versucht, der Herausforderung der Wissenschaft auszuweichen, wenn wir fürchten, sie könnte das, was uns am Herzen liegt, zerstören.

Ein Richter in uns mag bereit sein, den Ansprüchen an unsere Leichtgläubigkeit zuzuhören, die sowohl von den Ergebnissen der wissenschaftlichen Argumentation als auch von unserer unwissenschaftlichen Erfahrung kom-

men, auch wenn die sich gegenseitig vielleicht nicht beachten. Dieses Buch wendet sich an einen derartigen Richter in jedem von uns.
Den Mißklang, den Widerspruch, gibt es nicht nur zwischen verschiedenen theoretischen Abstraktionen, vertreten von verschiedenen Leuten. Den Konflikt gibt es auch in unserem Innern, insbesondere in Wissenschaftlern, insofern als sie ja auch Menschen sind.
Ein Wissenschaftler hat neben den wissenschaftlichen auch menschliche Probleme, die sich nicht alle wissenschaftlich lösen lassen. Viele Wissenschaftler schlüpfen mehrmals am Tage in die Wissenschaft hinein und wieder aus ihr heraus, ohne zu viele Kulturschocks zu erleiden. Ob einem im Denken oder Fühlen dieses Ein und Aus leicht fällt oder nicht – außerhalb der Wissenschaft und um sie herum geht es in der Welt ungezügelt zu. Und auch im Innern, in den Tiefen unseres Denkens und Fühlens, geht es ungezügelt zu. Außerhalb von Gleichungen und Korrelationen existieren Absichten und Wünsche. Pflichten und Zwänge, Freiheit und Schicksal, Faszination und Verzauberung verschwinden nicht einfach, weil sie keine harten Daten sind. Die wissenschaftliche Methode kann sie nicht erfassen. Wie könnten wir das auch erwarten? Und wenn wir es nicht tun, dann ist es doch merkwürdig, wenn wir von Wissenschaftlern – und Wissenschaftler von sich selbst – erwarten, daß sie uns das sagen können, was sie, nach eigener Aussage, nicht mal versuchen wollen zu erfahren, da sie das für hoffnungslos oder unter ihrer Würde halten.
Was für einen Zweck hat die Kontrolle, wenn wir sehen wollen, was ohne Kontrolle sichtbar wird? Was für einen Zweck hat das Unkontrollierte, außer als etwas, was sich kontrollieren läßt?
Was geschieht, wenn der wissenschaftliche Mensch auf

den gewöhnlichen Menschen in unserer gewöhnlichen Welt trifft? Kann er sich erkennen? Kann er uns gewöhnliche Menschen erkennen?
Dieser ethisch leere, herzlose, auf gleichgültige Instrumente gerichtete wissenschaftliche Blick kann *uns* nicht sehen oder hören – uns, die wir Wünsche haben, die wir sprechen und handeln. Für ihn gibt es keine Absichten und Taten. Da gibt es Einheiten, Konstanten und wechselnde Muster verbalen und körperlichen Verhaltens. Menschliches Betragen und menschliches Schicksal sind verschwunden.
Auf diesen Punkt ist schon oft hingewiesen worden, aber es muß wiederholt werden. Zum Handeln gehören Motive und Absichten. Wir können uns selbst oder andere nicht verstehen, wenn wir unsere Motive und Absichten abziehen. Aber objektiv gibt es gar keine Absichten. Objektiv wird ein Akt zu einer Sache. Das Betragen wird zu Bruchstücken des Verhaltens, die sich ausbreiten und untersuchen lassen. Ein Verhaltensmuster kann zum Vorschein kommen. Ein solches Verhaltensmuster ist ein höchst abstraktes Produkt der wissenschaftlichen Beobachtung, der Verarbeitung von Daten und einer aus mehreren Transformationen hergeleiteten Hypothese. Dieses Produkt mag dann als die *Ursache* dessen erscheinen, aus dem es hergeleitet worden ist.
Dann wird ihm kausaler Einfluß auf meine Handlungen, ja selbst auf Vorgänge in meinem Herzen und Blut eingeräumt. Es wird festgestellt, daß wir an diesen aus unserem Betragen abstrahierten Verhaltensmustern leiden, daß sie uns ernsthaft krank machen. Diese Abstraktionen des dritten Grades rufen heute ganze Legionen von Krankheiten hervor, von der Migräne bis zum Krebs. (Vgl. Friedman & Rosenman, 1975, und Pelletier, 1977.)

Irgendwie kommt einem das wie eine alte Lehre vor. Die Art, wie wir uns betragen, kann den Geist trüben und uns krank machen. Richtiges Betragen ist Teil des achtfachen Pfades.

Bei manchen Gelegenheiten ist es angebracht, Motive oder Absichten unberücksichtigt zu lassen oder für so selbstverständlich zu halten, daß man ihre Existenz praktisch ignorieren kann. Eine schlechte Gehweise oder Körperhaltung, einen fehlerhaften Golf- oder Tennisschlag kann man sich auf einem Bildschirm als ein abstraktes Verhaltensmuster *an*sehen. Die Gehweise, Haltung oder Schagbewegung lassen sich dadurch korrigieren, daß man das Muster korrigiert. Man braucht nicht auf Motive oder Absichten hinzuweisen. Es ist jedoch etwas anderes, wenn man im gesamten menschlichen Betragen nur noch brauchbare oder unbrauchbare, erwünschte oder unerwünschte Verhaltensmuster sieht und wenn eine rein objektive behavioristische Theorie allein entscheidet, was mit uns zu geschehen hat, die wir allenfalls beiläufig als höchst überflüssige Anhängsel mit einbezogen werden.

Wenn sich dieser Galileisch-Descartes'sche Rationalismus voll durchsetzt, beherrscht er unsere tatsächlichen Wahrnehmungen. Man *sieht* dann einen Freund, Liebhaber, Patienten nicht mehr als das, was in manchen Lagern immer noch ein Mensch genannt wird. Man sieht eine Sache*.

* Ein Arzt sagte zu mir: »Kümmern Sie sich gut um Ihre Frau. Sie ist Ihr wichtigster Ausrüstungsgegenstand.«
Schon im 19. Jahrhundert war für einen Physiologen wie Liebig (1803–1873) ein Tier oder eine Pflanze lediglich eine »Erfahrungsform«, ohne Zweifel sein wichtigstes Gerät.

Diese Betrachtungsweise ist nicht das Vorrecht von Wissenschaftlern. Doch sie haben sie zu einer Methode weiterentwickelt, mit der sie sich von dem, was sie untersuchen, durch die Art und Weise, wie sie es betrachten, loslösen. Es ist eine hervorragende Methode, dem Bannkreis der anderen Person – sei es der Eltern oder des Partners – zu entkommen. Man braucht nur einen guten Blick auf sie zu werfen – aber sicher würde man sich nicht damit zufriedengeben, einschneidende Entscheidungen über Leben und Tod aufgrund dessen zu fällen, was dieser Blick enthüllt, unter Ausschluß all der anderen Möglichkeiten einer wechselseitigen Beziehung. Man ist versucht, die Gültigkeit und selbst die Möglichkeit dessen zu leugnen, vor dem man die Augen verschließt.

VIII

Wie sehen wir für den Wissenschaftler aus?
Wir lassen die Welt hinter uns, um über sie hinauszugehen, aber wir haben alle gern Bilder oder Modelle von dem, was nach unserer Vorstellung außerhalb der Welt zu finden ist. Zwischen einem Bild des Darstellbaren und dem, was es darstellt, besteht eine andere Art von Beziehung als zwischen einem Bild und der nicht darstellbaren Wirklichkeit, auf die die Darstellung in dem Bild hindeutet.
Ein Bild aus der unseren Sinnen zugänglichen Welt wird auf Prozesse projiziert, die außerhalb unserer Sinneserfahrungen liegen. Eine falsche Verschmelzung von Sinneseindruck und außersinnlichem Prozeß fließt in das Bild zurück, das wir uns von uns selbst machen. Der Biochemiker und Nobelpreisträger Luria (1974) erzählt uns

zum Beispiel, jede Zelle in unserem Körper sei »*eigentlich* nichts anderes als eine chemische Fabrik« (S. 90), mit einem Kraftwerk, Montagebändern und allerlei Apparaturen. Von Enzymen sagt er, sie seien »ähnlich wie Werkzeugmaschinen, die im Produktionsablauf so angeordnet werden, daß sich eine optimale Geschwindigkeit und ein optimaler Produktionsausstoß ergeben« (S. 93). Diese Enzyme produzierten Moleküle, und das sei jedesmal »wie wenn ein fertiggestelltes Auto das Montageband verläßt« (S. 121).

Eine höchst subjektive Ansicht wird also für »eigentlich« objektiv und »eigentlich« korrekt gehalten und schafft es, in der Welt gewaltigen Einfluß auszuüben. Denn im Lichte solch theoretischer und institutionell verankerter Konstruktionen werden wir in der Praxis behandelt.

IX

Ein objektiver Wissenschaftler kann seine Subjektivität *nutzen.* Wie die ganze Welt kann er versuchen, sie zu einem Werkzeug zu machen und als ein Instrument in seiner objektiven Forschungsarbeit einzusetzen.

Tolman, einer der führenden Rattenforscher der Welt, berichtet, daß er beim Planen und Analysieren seiner Experimente seine Vorstellungen in eine Form bringt, die nach seiner eigenen menschlichen Alltagserfahrung modelliert ist. Er habe die Absicht, schrieb er 1938, in seiner künftigen Arbeit »so vorzugehen, daß ich mir vorstelle, wie ich mich verhalten würde, *wenn ich eine Ratte wäre*«. Danach wolle er versuchen, alle bei dieser Übung gewonnenen vielversprechenden Eindrücke in »objektive und korrekt klingende Begriffe wie Vektoren, Valenzen, Barrieren und ähnliches« umzusetzen.

Der strengere objektivistische Purist wird einen so leichtfertigen Umgang mit der Subjektivität meiden. Für ihn ist ein solches Manöver, selbst wenn es als eine bewußte Projektion genutzt wird, ein Flirt mit der Pest, schlimmer noch als ein Spiel mit dem Feuer.

Hull schlägt Alarm:

> »Ein Hilfsmittel zur Erlangung von Objektivität in Verhaltensfragen besteht darin, daß man sich in das Verhalten von unter dem Menschen stehenden Lebewesen hineindenkt, etwa von Schimpansen, Affen, Hunden, Katzen und Albinoratten. Leider versagt diese Form der Vorbeugung gegen den Subjektivismus nur zu oft, wenn sich der Theoretiker überlegt, was er tun würde, wenn er eine Ratte, eine Katze oder ein Schimpanse wäre . . .« (S. 140)

Ja, schon so mancher gute Mann ist vom rechten Weg abgekommen. Aber Hull weiß »eine List«, die er als »eine viel wirkungsvollere Vorbeugung« gegen die Ausbreitung der subjektivistischen Seuche empfiehlt, nämlich: Man betrachte das Lebewesen, dessen Verhalten man untersucht, stets »als einen völlig eigenständigen Roboter, der in seinen Bestandteilen uns selbst denkbar unähnlich ist«. (Zitiert nach Brown, 1978, S. 140)

In einem anderen Menschen ein Lebewesen mit einem bestimmten Verhalten zu sehen, dieses Lebewesen als einen Roboter zu betrachten und mir vorzustellen, er sei in seinen Bestandteilen mir selbst denkbar unähnlich – das scheinen alles Akte von hochgradiger Subjektivität zu sein, zusammengenommen tatsächlich in viel subjektiverer Weise komplex und kompliziert als die relativ arglose Sünde dessen, der sich vorstellt, er sei eine Ratte oder was auch immer oder wer auch immer.

Hulls »List« klingt wie ein Rezept zur Erzeugung von paranoider Schizophrenie. Sich vorzustellen, man sei wie der andere, und sich vorzustellen, der andere sei denkbar anders als man selber, das sind verwandte Gegensätze. Weder empathische Identifizierung noch dis-empathische, dis-sympathische – vielleicht sollte man sagen: dispathische – Dis-Identifizierung verraten eine mitleidende, mitfühlende Verbindung zwischen verschiedenen Kreaturen. Diese Verbindung kann so wenig ein Werkzeug sein, wie Luft zu Holz werden kann. Sie spielt in der objektiven wissenschaftlichen Methode keine Rolle. Es ist eine Verbindung aus Erfahrung, und als solche ist sie kein wissenschaftliches Objekt. Sie hat keinen epistemologischen Wert für objektive Wissenschaftler, für die sie nur ein Relikt unserer vorwissenschaftlichen primitiven menschlichen Mentalität sein kann. Der Wissenschaftler kann bestenfalls die Gefahr eingestehen und ständig auf der Hut sein.

Selbst ein Wissenschaftler kann in seiner Umgebung immer noch Menschen sehen. Es kann beispielsweise vorkommen, daß er in einem schwachen Moment seine Frau oder sein Kind als einen Menschen sieht. Aber dann sollte er sich augenblicklich sagen, daß es sich dabei um eine lebende Illusion handelt, ein Relikt seiner vorwissenschaftlichen primitiven Mentalität. Er kann, ohne sich zu schämen oder peinlich berührt zu sein, ehrlich zugeben, daß ihn das wenigstens bis zu einem gewissen Grad beeinflußt hat und immer noch beeinflußt. Er kann nicht sich selbst dafür verantwortlich machen, daß er dem ständig ausgesetzt ist.

> »Um der Kürze willen machen wir wieder von der Gewohnheit Gebrauch, uns das Individuum so vorzustellen, als ob es eine bewußte Absicht verfolgte. Wie zuvor werden wir uns immer bewußt sein, daß es sich hierbei lediglich um eine bildhafte Ausdrucksweise handelt. Ein Körper ist in Wirklichkeit eine von ihren

eigennützigen Genen blind programmierte Maschine.« (Dawkins, 1978, S. 172)

X

Konrad Lorenz (1973) verteidigt nachdrücklich sein Recht als Wissenschaftler, in seinem Freund einen Menschen zu sehen. Wie erschreckend, daß er sich dafür überhaupt rechtfertigen muß! Er bezeugt, daß die Art und Weise, wie er seinen Freund erfährt, jene Theorie Lügen straft, nach der er eine schizoide Dualität verkörpert, die ein ganz bestimmter und bei Wissenschaftlern häufig anzutreffender Rationalismus gerne hervorbringt.

> »Auch der Naive meint mit der Aussage, sein Freund X sei eben ins Zimmer getreten, gewiß nicht nur dessen erlebendes Subjekt noch auch seine objektiv erforschbare Körperlichkeit, sondern ganz eindeutig die Einheit beider. Es erscheint mir daher als ein recht selbstverständliches Verfahren, jene physiologischen Vorgänge, die, objektiv gesehen, Information über die Außenwelt in das lebende System des Menschen hineinbringen und in ihm speichern, Hand in Hand mit jenem subjektiven Geschehen zu untersuchen, das wir als Erkennen und Wissen in uns erleben. Unsere Überzeugung von der Einheit des lebenden und erlebenden Subjektes gibt uns das Recht, Physiologie und Phänomenologie als gleichberechtigte Quellen unseres Wissens zu behandeln.« (S. 13)

Und weiter:

> »Die Eigengesetzlichkeiten des Erlebens können grundsätzlich nicht aus chemisch-physikalischen Gesetzen und aus der auch noch so komplexen Struktur

der neurophysiologischen Organisation erklärt werden.« (S. 227)

Diese Einstellung von Lorenz und anderen Wissenschaftlern zeigt, daß es Wissenschaftlern durchaus möglich ist, nicht an die Wissenschaft als das ein und alles zu glauben. Warum sollten wir erwarten, daß die Gesetze des objektiven Universums und die der persönlichen Erfahrung von derselben Art sind?

Warum sollten die Bindeglieder zwischen Vorgängen in der Erfahrung, die Bindeglieder zwischen nicht erfahrbaren objektiven Vorgängen und die Bindeglieder zwischen diesen zwei Komplexen alle den gleichen Gesetzen unterworfen sein?

Unter denen, die die Kunst oder das Handwerk der objektiven Wissenschaft betreiben, gibt es auch Leute, die für die gewöhnliche menschliche Erfahrung empfänglich sind und die sie nicht geringschätzen. Aber was sollen sie als Wissenschaftler damit anfangen? Ohne das sexuelle Erleben gäbe es keine objektive Sexualwissenschaft, doch bei vielen objektiven Untersuchungen der Sexualität scheint die Tatsache vergessen worden zu sein, daß die ganze Geschichte, die da abläuft, nur insofern Bedeutung für uns erlangt, als sie als Ausdruck des menschlichen sexuellen Erlebens gesehen und in die Gemeinschaft dieses Erlebens aufgenommen wird.

Ich kann Waddington zustimmen, wenn er sich über dieses schwierige Problem Gedanken macht.

»Wenn du den Sex als ein Teilgebiet der Chemie ansiehst, kommst du am Ende vielleicht auf die Pille – ein ziemlich eindeutiges Mittel, das ein ziemlich eindeutiges Resultat bringt. Wenn du dich andererseits weigerst, im Sex jemals etwas weniger Komplexes zu sehen, als du dir vorgestellt hast (dank der unbewußten Faktoren, die in ihm enthalten sind), dann hast du schließlich das Gefühl, dich in einem bodenlosen Morast aus Freud, Jung, Reich, Laing und all den anderen hoffnungslos festgefahren zu haben. Es ist eine schwierige Entscheidung. Das Ganze als ›Sache‹ zu betrachten, ›funktioniert‹ zweifellos bis zu einem gewissen Punkt; die ›reduzierende‹ Betrachtungsweise kann erreichen, daß ein Mädchen nicht gerade dann ein zur Befruchtung geeignetes Ei produziert, wenn dessen Präsenz unerwünscht ist. Doch das Vorhandensein oder Fehlen eines solchen Eies ist nicht das einzig Bedeutsame im sexuellen Erleben. Vielmehr gehören auch Faktoren dazu, über die – das kann man durchaus einräumen – Freud und die anderen zu reden versuchen, auch wenn es ihnen noch so schwierig erscheint, das in einer bedeutungsvollen Weise zu tun.« (Waddington, 1977, S. 23.)

Eine Schwierigkeit liegt hier darin, daß bedeutungsvolle Aussagen, die irgendwelche Daten an das Erleben knüpfen, objektiv bedeutungslos sind. Ich dachte eigentlich, es sei unmöglich, das Erleben der Bedeutung und die Bedeutung des Erlebens aus einer Methode und einer Abhandlung auszuschließen und gleichzeitig zu erwarten, daß diejenigen, die über diese Dinge reden, irgend etwas Sinnvolles zu sagen haben. Für diese Methode und im Rahmen einer solchen Abhandlung ist die Bedeutung bedeutungslos. Es gibt *in* der objektiven Ordnung kein Erleben und keine Bedeutung, da die objektive Ordnung zeigt, wie die Welt erscheint, wenn man das bedeutungsvolle Erleben ausklammert. Aus der wissenschaftlichen Methode ausgeschlossen, aus der wissenschaftlichen Abhandlung verbannt, lebt es in Geschichten und Erzählungen weiter, in Mythen und Parabeln, in dynamischen Mustern und dramatischen Formen.

Fakten und Bedeutungen sind zu einem einzigen nahtlosen Gewand verwoben, dessen Fäden auch weiterhin die Einschnitte überspannen, die wir mit unseren Vorstellungen machen.

Der wissenschaftliche Humanist aus eigenen Gnaden möchte kein Nihilist sein. Im Gegenteil: er beteuert vielleicht, wie Waddington, er wolle die Natur rechtfertigen. Aber er kann seine Rechtfertigung nur mit dem rechtfertigen, was er erst zu rechtfertigen versucht. Da jedoch »Rechtfertigungen« keine wissenschaftlichen Vorgänge sind, ist keine Rechtfertigung zu finden.

Bei C. S. Lewis (1979) heißt es:

> »Die verzweifelten Auswege, auf die ein Mensch verfallen kann, wenn er versucht, den Wert durch Fakten zu begründen, sind an Dr. C. H. Waddingtons Schicksal gut zu erkennen ...« (S. 86)
>
> »Wenn ›Gut‹ das ist, ›was die Natur als Ganzes tut‹, dann müßten wir sicherlich zur Kenntnis nehmen, was die Natur als Ganzes tut; und die Natur als Ganzes wirkt, wenn ich recht verstehe, unaufhaltsam auf die endgültige Auslöschung jedes Lebens in jeglichem Teil des Universums hin ...« (S. 87)

Bei dieser Sicht der Dinge gibt es keine Rechtfertigung für unsere »unerklärliche Neigung zu einer so beschränkten Sache wie der tellurischen Biologie«. Doch ohne eine solche Neigung oder Spitzfindigkeit blieben uns nur mehr »Mord und Selbstmord als unsere einzigen Pflichten« (S. 87), falls ein durch die unendliche Leere von Atomen spukendes Gespenst eines Phantoms sich überhaupt vorstellen kann, solche komischen Pflichten zu haben.

XI

Die Naturwissenschaft kann über Werte nicht mehr sagen, als daß sie für deren Erforschung *nicht kompetent* ist.
Ein paar andere Modi des Seins, deren Erforschung außerhalb der Kompetenz der Naturwissenschaft liegt, sind Liebe und Haß, Freude und Kummer, Trübsal und Glücklichsein, Lust und Leid, Recht und Unrecht, Zweck, Sinn, Hoffnung, Mut, Verzweiflung, Gott, Himmel und Hölle, Gnade, Sünde, Erlösung, Verdammnis, Erleuchtung, Weisheit, Mitgefühl, Verderbtheit, Neid, Böswilligkeit, Großzügigkeit, Kameradschaft – in der Tat alles, was das Leben lebenswert macht. Der Naturwissenschaftler findet nichts davon. Naturlich nicht! *Auf einem Eselmarkt kann man kein Kamel kaufen.*

3. KAPITEL

Der diagnostische Blick

»Name? Alter? Beruf? Wohnung? . . .:
Ulrich wurde befragt.
Er glaubte, in eine Maschine geraten zu sein, die ihn in unpersönliche, allgemeine Bestandteile zergliederte, ehe von seiner Schuld oder Unschuld auch nur die Rede war. Sein Name, diese zwei vorstellungsärmsten, aber gefühlsreichsten Worte der Sprache, sagte hier gar nichts. Seine Arbeiten, die ihm in der wissenschaftlichen Welt, die doch sonst für solid gilt, Ehre eingetragen hatten, waren in dieser Welt hier nicht vorhanden; er wurde nicht ein einziges Mal nach ihnen gefragt. Sein Gesicht galt nur als Signalement; er hatte den Eindruck, nie früher bedacht zu haben, daß seine Augen graue Augen waren, eines von den vorhandenen vier, amtlich zugelassenen Augenpaaren, das es in Millionen Stücken gab; seine Haare waren blond, seine Gestalt groß, sein Gesicht oval, und besondere Kennzeichen hatte er keine, obgleich er selbst eine andere Meinung davon besaß. Nach seinem Gefühl war er groß, seine Schultern waren breit, sein Brustkorb saß wie ein gewölbtes Segel am Mast, und die Gelenke seines Körpers schlossen wie schmale Stahlglieder die Muskeln ab, sobald er sich ärgerte, stritt oder Bonadea sich an ihn schmiegte; er war dagegen schmal, zart, dunkel und weich wie eine im Wasser schwbende Meduse, sobald er ein Buch las, das ihn ergriff, oder von einem Atem der heimatlosen großen Liebe gestreift wurde, deren In-der-Welt-Sein er niemals hatte begreifen können. Er besaß darum selbst in diesem Augenblick noch Sinn für die statistische Entzauberung seiner Person, und das

von dem Polizeiorgan auf ihn angewandte Maß- und Beschreibungsverfahren begeisterte ihn wie ein vom Satan erfundenes Liebesgedicht.« (Musil, S. 159–160)

I

Die Blickmaschine tastet das Objekt ab. Sie untersucht, inspiziert. Sie sammelt unpersönliche, in Kategorien einzuteilende, quantifizierbare, objektive Informationen. Sie zerlegt, sortiert die Teile, notiert ihre Informationen, teilt sie in Kategorien ein, verarbeitet sie weiter. Es ist eine komplette satanische Liturgie, nicht nur ein einfaches Liebesgedicht.

Es ist ein Zeremoniell der Kontrolle, der Kontrolle des Geistes, des Körpers und des Betragens, und immer ist es neben allem anderen eine Kontrolle um der bloßen Kontrolle willen, der verstärkten, perfekten, totalen Kontrolle willen. Die totale Kontrolle wäre mutmaßlich gegeben, wenn nichts mehr geschähe, was wir nicht ausdrücklich erlaubten. Wieviel Autonomie sollen wir was, wem, wo und wann zugestehen?

Wir werden nicht mehr gefesselt, gefoltert, zerfetzt und in Stücke gerissen. Wir werden geistig zerlegt. Einst wurde dem Moloch rohes Menschenfleisch in den Rachen geworfen, heute wird die Maschine mit rohen Daten gefüttert.

Unser ganzer Lebenszyklus von der Empfängnis bis zum Tod, in gesunden wie in kranken Tagen, ist heute einer derartigen Überwachung ausgesetzt. Entscheidungen, die in dem von der Maschine ausgehenden Licht getroffen werden, legen bereits fest, was mit uns geschehen soll, wenn das, was geistig oder körperlich in uns vorgeht, nicht zulässig ist.

Generell sorgen wir uns um die Politik des menschlichen Lebens auf allen Ebenen des Geistigen, Intellektuellen, Emotionalen, Sozialen und Physischen: es geht um die Machtfragen, die allen Phasen und Aspekten des menschlichen Lebens von der Empfängnis bis zum Tod anhaften und erwachsen.
Wer trifft und woher kommen die Entscheidungen darüber, wer denn nun entscheiden kann, entscheiden muß, nicht entscheiden kann, nicht entscheiden darf, was unter welchen Umständen in welcher Sache oder mit wem zu geschehen hat?
Durch welchen Befehl wird festgelegt, was mit uns geschehen darf oder nicht geschehen darf, bevor wir geboren werden, wenn wir gebären oder geboren werden? Wer sagt, wer mit wem zusammen sein kann und was er gegen wen oder gemeinsam mit wem unternehmen kann? Was wird mit uns geschehen, wenn wir uns in einem Zustand geistiger, emotionaler, sozialer oder physischer Hilflosigkeit befinden? Wer bestimmt, wie und wo und in welcher Gesellschaft wir unsere Zeit verbringen müssen oder dürfen oder nicht dürfen, wenn wir am Leben sind oder sterben?
Ich möchte untersuchen, mit welchem Blick wir uns selber sehen, und ein wenig herausarbeiten, inwiefern die Art, wie wir uns selber einschätzen, und die Art, wie wir uns selber behandeln, miteinander verflochten sind.

II

Die psychiatrische Diagnose identifiziert unerwünschte geistige und emotionale Vorgänge. Sie kann sich bei ihrer Untersuchung nicht auf spezifische Beispiele der Psychopathologie beschränken, da wir das *gesamte* geistige

Leben in der *gleichen* Weise betrachten, um einige geistige und emotionale Vorgänge in der Kategorie des Psychopathologischen zu sehen, d. h. als Erfahrungen, die einzuschränken sind. Jeder geistige und emotionale Vorgang muß zur Identifizierung antreten.

Was weitergehen soll, ist einfach das, was wir nicht abzustellen beschließen. Was wir nicht verbieten, erlauben wir. Außer dem, was wir verbieten, gibt es nichts, was wir nicht erlauben.

Was ist unerwünscht? Was sollen wir nicht erlauben?

In manchen Kreisen ist praktisch nichts erlaubt, was sich vom Üblichen extrem unterscheidet. Es gibt alle möglichen Sorten von Menschen, und die »normale« Sorte ist nur die, die am wenigsten über das Erlaubte hinausgeht.

Karl Jaspers hat die Problematik der Psychiatrie in Begriffen geschildert, an denen die Mehrheit der Psychiater auch heute noch festhält:

»Der tiefgreifendste Unterschied im Seelenleben scheint der zu sein zwischen dem uns *einfühlbaren,* verständlichen und dem auf eigene Weise *unverständlichen,* im wahren Sinne verrückten, schizophrenen Seelenleben (ohne daß gerade Wahnideen da zu sein brauchen). Das pathologische Seelenleben der ersten Art können wir *anschaulich* erfassen als Steigerung oder Herabsetzung uns bekannter Phänomene und als Auftreten solcher Phänomene ohne die normalen Gründe und Motive. Das pathologische Seelenleben der zweiten Art erfassen wir auf diese Weise unzureichend. Es treten hier vielmehr Veränderungen allgemeinster Art auf, die wir nicht anschaulich miterleben können, die wir jedoch von außen irgendwie faßbar zu machen versuchen.“ (S. 483)

Helm Stierlin, ein Schüler Jaspers’, schreibt dazu in seinem Kommentar (1974):

> »Hier haben wir das zentrale Axiom des ›Abgrunds‹, der nach Jaspers die schizophrene von der normalen und neurotischen Erfahrung trennt und der jeden Versuch, diese Erfahrung wirklich zu begreifen und mit dem Schizophrenen wirklich zu kommunizieren, zum Scheitern verurteilt. Mit seiner Auslegung dieses Axioms wurde Jaspers zum Befürworter der Position des distanzierten Beobachters in der modernen Psychiatrie.« (S. 220)

Für die meisten gewöhnlichen Menschen einschließlich der Psychiater gibt es zwischen dem eigenen Seelenleben und dem einiger anderer Menschen einen wahren *Abgrund* an Unterschied, wie Jaspers es nennt, einen *totalen* Unterschied nach Manfred Bleuler. Ich möchte in diesem Kapitel einigen Methoden nachgehen, mit denen Psychiater und Psychoanalytiker sich über diesen Unterschied hinweg dem »Anderen« zuwenden.

Dieser totale Unterschied ist kein objektiver Abgrund. Gäbe es nicht das Erleben eines solchen Abgrundes, dann gäbe es auch keine Veranlassung, ihn zu rechtfertigen, zu begründen, zu verstehen oder zu erklären. Die Art, in der wir einen Unterschied deuten, kann dazu beitragen, daß er verkleinert oder vergrößert wird. Was der andere sagt und wie ich zuhöre – beides bestimmt mit, wie weit wir auseinander sind.

Ein Psychiater ist dazu ausgebildet, folgendes zu glauben: Wenn er annehmen sollte, daß er ganz ähnlich denkt und empfindet wie die Leute, die er als psychotisch diagnostiziert, dann hieße das für ihn nicht etwa, daß sie nicht psychotisch sind, sondern es hieße, daß er psychotisch ist. In gewissem Sinn ist der Unterschied zwischen einem Psychiater mit dieser Überzeugung und einem Schizophrenen größer als zwischen einem normalen Menschen und einer normalen Ratte.

Der Unterschied liegt *zwischen* den Menschen; es sind nicht die Menschen an sich, die *verschieden* sind.

III

Objektive wissenschaftliche Psychiater glauben, daß das, was sie »Krankheitstheorie« nennen, als Strategie am besten geeignet ist, unerwünschtes Erleben und Betragen möglichst rasch, schmerzlos und billig unter Kontrolle zu bringen. Im Augenblick mag der wirkungsvollste Umgang mit seelischen und emotionalen Vorgängen, die man nur kontrollieren oder ausschalten will, der sein, daß man sie so angeht, als handle es sich bei ihnen um Syndrome.

Wing (1978) berichtet uns, daß die Psychiater seiner Schule

> ». . . Krankheitstheorien zu bestimmten begrenzten psychologischen Syndromen aufstellen und sie in Einzelfällen anwenden, sofern sie glauben, Leiden und Invalidität damit reduzieren zu können. Sie tun ihr Bestes, um diese Theorien zu testen, und sind bereit, sie aufzugeben, wenn sie sich als nicht brauchbar erweisen. Sie glauben nicht, daß eine Krankheitstheorie die gesamte Persönlichkeit und das gesamte Verhalten des Patienten erklärt, sondern nur sehr spezifische und begrenzte Aspekte. Sie verwenden auch viele andere ›Modelle‹, zusätzlich zu dem der Krankheit.« (S. 245)

Das heißt also, daß Psychiater mit dieser Überzeugung einen Teil ihrer speziellen Aufgabe darin sehen, Leiden und Invalidität zu reduzieren. Zu diesem Zweck entwickeln sie Methoden zu unserer genauen Überprüfung, um von unseren Gedanken, Gefühlen, Vorstellungen, Erinnerungen oder Handlungen all das, was nach ihrem klinischen Urteil eingeschränkt oder gestrichen werden muß, tatsächlich einschränken oder unterbinden zu können.

Auf ihre Verantwortung und nach eigenem Ermessen fangen sie an, einen Verdächtigen zu beobachten. Sie überwachen diese Person körperlich und geistig mit den wirksamsten interpersonalen und instrumentalen Techniken, die ihnen zur Verfügung stehen. Ganz nach Belieben pfuschen und werken sie an dieser nicht mehr nach Wunsch funktionierenden Genmaschine herum; das reicht von der Konditionierung des Verhaltens bis zur Psychochirurgie, von der Psychotherapie bis zur totalen Milieu-Therapie. Wir sind heutzutage alle Pragmatiker.

Wir bekommen gesagt, die Krankheitstheorie diene dem beabsichtigtem Zweck. Was haben wir, so wird der gefragt, der etwas gegen sie einwendet, an ihre Stelle zu setzen? Sobald sich ein wirksameres Modell anbieten sollte, würde, so versichert man uns, die Krankheitstheorie ohne Bedenken über Bord geworfen. Und zweifellos: wirksamere Methoden zur Auslöschung von Erfahrungen, die wir bei anderen Menschen nicht haben wollen, egal wie die selber drüber denken, werden kommen. Einstweilen wird aber die Krankheitstheorie benutzt, einfach weil sie nützlich ist.

Sie ist theoretisch erst recht nützlich, wenn kein Krankheitsprozeß zu finden ist.

> ». . . gewisse Arten von Wahnvorstellungen und Halluzinationen können als symptomatisch angesehen werden, da sie auf Erfahrungen beruhen, die selten sind, sich in sozialen Begriffen schwer erklären lassen und quer durch eine große Vielfalt sozialer Umgebungen praktisch gleichbleiben.« (S. 31)

Seltene Erfahrungen, die in sozialen Begriffen schwer zu erklären und überall in der Welt praktisch gleich sind, kommen tatsächlich vor, bei Heiligen und Sündern, Genies und Verrückten und sogar bei sonst offenbar normalen Menschen. Zwecks einer Eindämmung solcher Erscheinungen ist es nützlich, sie als Krankheitssymptome anzusehen und sie als Wahnvorstellungen und Halluzinationen oder sonst was einzustufen. Das sind Bezeichnungen für verschiedene Erfahrungsformen, ohne die wir nach Meinung von Psychiatern besser dran wären und die man uns deshalb nur bedingt oder gar nicht gestatten sollte.

Mit einer fast schon selbstgefälligen Offenheit wird uns des weiteren gesagt:

> »Ganz unvollkommen ist eine Krankheitstheorie der Schizophrenie beim Fehlen eines festen Bindegliedes zwischen dem klinischen Syndrom und einem zugrunde liegenden homöostatischen Mechanismus, vergleichbar dem, der den Diabetes kontrolliert. Es ist natürlich klar, daß die Pathophysiologie des Diabetes selbst keineswegs erschlossen ist, aber wenn wir bei der Schizophrenie so weit kommen könnten, dann wäre das ein sehr großer Schritt.« (S. 124)

Eine Krankheitstheorie, wie Wing sie auslegt, ist insoweit »ganz unvollkommen«, als sie keine festen Bindeglieder zu den objektiven biologischen Tatsachen hat. Sie versucht, die Wissenschaft zu nutzen, aber das reicht noch nicht aus, diese Nutzung der Wissenschaft wissenschaftlich zu machen, auch wenn sie sonst noch so »nützlich« sein mag.

Der Psychiater darf mit dem gleichen *Recht* glauben, seine Theorie entspreche den objektiven Tatsachen, wie sein bankrotter Patient glauben darf, er sei ein Millionär. Die erkenntnistheoretischen Irrtümer der beiden klingen merkwürdig ähnlich, obwohl ein »Abgrund an Unterschied« zwischen ihnen liegt.

Wenn feste Bindeglieder zu objektiven Tatsachen gefunden werden sollten, dann könnte sich die nützliche Phrase, eine einzuschränkende Erfahrung sei ein zu behandelndes klinisches Syndrom, als wahrer herausstellen, als sie derzeit zu sein scheint. Im Augenblick hat die objektive Psychiatrie das große Verlangen, nach festen Bindegliedern zu objektiven Tatsachen zu suchen, aber kein großes Verlangen, sie zu finden.

Auch noch so viele objektive Tatsachen können sich nie zu dem addieren, was wir in sie hineindeuten. Unsere Deutung der objektiven Tatsachen bringt eine Reihe von Denkoperationen mit sich, die nicht zu den objektiven Tatsachen gehören. Nicht nur Psychiatern bereitet es Schwierigkeiten, die festen Bindeglieder zwischen unserem geistig-seelischen Leben und den objektiven Tatsachen der Neurologie zu finden.

Solange es dem objektiven Psychiater gelingt, sein eigenes Selbst aus dem Spiel zu lassen, erspart er sich die peinliche, nur nach kritischer Reflexion zu gewinnende Erkenntnis, daß seine angebliche Objektivität von subjektiven Werten durchlöchert ist.

Die objektive Psychiatrie stützt sich auf Glaubenssätze, nicht auf die Biologie. Die Biologie an sich ist für die objektive Psychiatrie selbst nur ein Vorwand. Sie präsentiert sich als objektiv oder ist nur objektiv, sofern es dem un-objektiven Zweck nützt, unerwünschtes Erleben und Betragen zu kontrollieren. Die objektive Psychiatrie stellt einen unobjektiven Versuch dar, weitgehend nichtobjektive Vorgänge durch objektive Mittel zu kontrollieren. Möglicherweise werden sich noch präzisere Verbindungen zwischen Subjektivem und Objektivem finden lassen, und dann werden sie einer präziseren und weiterreichenden Kontrolle ausgesetzt sein, als das heute möglich ist. Bei allen Fortschritten, die wir gemacht haben, stehen wir erst am Anfang. Es ist in der Tat sehr wahrscheinlich, daß durch subtile Klassifizierungen unerwünschter geistiger und emotionaler Aktivitäten und durch Fortschritte in der Neurologie die Möglichkeit geschaffen wird, zwischen Vorgängen in der Erfahrung und physiologischen Vorgängen feinere Verbindungen herzustellen, die eine neue Ära einleiten werden, geprägt von einer viel subtileren Kontrolle des Geistes durch den Körper, als unser begrenztes technisches Wissen heute zuläßt. In dieser Umgebung überlebt eine Theorie in der einen oder anderen Form nur, wenn sie für die Technik der Kontrolle mentaler und emotionaler Vorgänge weiterhin von Nutzen ist. Sie überlebt nur, soweit sie für diesen Zweck am geeignetsten ist.

Als selbsternannter wissenschaftlicher Psychiater behauptet Wing, er verwende Begriffe wie Psychose und Neurose lediglich als deskriptive Bezeichnungen. »Diese Verwendung schließt keine spezifische Theorie aus«, sagt er. Er umschreibe damit »nur einen hochgradig abnormen Geisteszustand, in dem die Fähigkeit der betroffenen Person, sich ein verläßliches Urteil zu bilden, offensichtlich gestört ist.« (S. 47–48) Aber solche Begriffe können nie bloße Beschreibungen sein, da sie bereits eine Theorie implizieren und ausdrücken. Ich wünsche mir oft, wir hätten ein umfassenderes und angemesseneres »beschreibendes« Vokabular für viele mentale und emotionale Vorgänge, gewöhnliche und nicht so gewöhnliche, aber vielleicht ist dieser Mangel ein heimlicher Segen.

Angenommen, einige mentale Vorgänge scheinen in irgendeiner Hinsicht schiefgelaufen zu sein. An welche physischen Vorgänge sind diese mentalen Vorgänge geknüpft? Es gibt höchst komplizierte Zusammenhänge zwischen mentalen und physischen Vorgängen. Wie auch diese Zusammenhänge aussehen mögen, das bevorzugte Urteil heißt immer, irgend etwas sei geistig nicht in Ordnung.

Theorien über echte physische Krankheiten beziehen sich alle auf tatsächliche biologische Vorgänge, von denen es im allgemeinen übereinstimmend heißt, sie beeinträchtigten das gewohnte Funktionieren oder sie verkürzten das Leben.

Das Wort Krebs bezieht sich unmittelbar auf tatsächliche biologische Prozesse, auch wenn wir diese nur zum Teil verstehen. Die Forschung versucht zu klären, wie diese unerwünschten biologischen Prozesse entstehen, wie sie verlaufen, wie sie kontrolliert werden können, und wie sie sich beenden oder wenigstens eindämmen und möglichst verhindern lassen. Thomas Szasz und andere haben das sehr überzeugend dargelegt, wie ich finde.

In der Psychiatrie ist die Forschung bemüht, erst einmal einen passenden biologischen Prozeß zu *finden,* der unerwünschten – schmerzhaften oder gestörten – *mentalen* Zuständen entspricht. Wir sehen uns Fragen gegenüber, die sich in der mit physischen Zuständen befaßten Medizin nicht stellen. In der echten Medizin stellen wir fest, daß ein biologischer Prozeß ein auf *biologischen* Ursachen beruhender pathologischer Prozeß ist. Man wird, nehme ich an, Wing allgemein zustimmen, wenn er sagt:

> »Die erste Anforderung an eine Krankheitstheorie ist, daß sie eine Anhäufung unerwünschter Merkmale oder Charakteristika erkennt, die dazu tendieren, gemeinsam aufzutreten; Stichhaltigkeit erhält eine solche Anhäufung, wenn nachgewiesen werden kann, daß sie auch über einen längeren Zeitraum eine ge-

wisse Stabilität behält. In dem Fall läßt die Anhäufung der Merkmale auf einen bestimmten Verlauf und einen bestimmten Ausgang schließen.« (S. 22)

Und auch diesem Satz können wir zustimmen:

»Das alles macht noch nicht unbedingt eine Krankheitstheorie aus.« (S. 22)

Doch das zweite wesentliche Element, das laut Wing zu jeder Krankheitstheorie gehört, ist komplexer und auf ziemlich irreführende Weise offenkundig. Es ist

». . . die Hypothese, daß die Anhäufung bestimmter Merkmale für eine zugrunde liegende biologische Störung ›symptomatisch‹ sei. Mit der Zahl der dieses Syndrom ausmachenden Symptome, die in nicht-sozialen Begriffen definierbar sind, sollen unsere Chancen steigen, auf das Wesen der zugrunde liegenden Störung schließen zu können.« (S. 22)

Ich nehme an, ein wesentliches Element jeder Theorie, nach der bestimmte mentale und emotionale Vorgänge Merkmale oder Symptome einer Krankheit sind, ist die Hypothese, daß solche mentalen und emotionalen Vorgänge Merkmale oder Symptome einer Krankheit sind. Nicht alle biologischen Störungen sind Krankheiten, aber alle Krankheiten sind biologische Störungen. Ohne biologische Störung keine Krankheit.

Untersuchen wir also das biologische System, um zu sehen, ob wir dort irgend etwas finden können, was mit den Veränderungen der Erfahrung zusammenhängt.

Der Biologe befaßt sich nicht mit Erfahrungen. Mit der Psychiatrie kommt er nur insofern in Berührung, als einige Leute glauben, bestimmten Erfahrungen müßte ein Ende gemacht werden. Wenn überhaupt versucht worden ist, im zwischenmenschlichen Gespräch etwas zu erreichen, so sind diese Versuche alle gescheitert. Nun brauchen wir die uneingeschränkte Erlaubnis, mit den

Gen-Maschinen, die einmal Personen waren, alles zu tun, was wir wollen. Diese Maschinen berichten auf die eine oder andere Weise, daß sie unter unerwünschten Erfahrungen leiden.

Nun werden vom psychiatrischen Standpunkt aus alle biologischen Veränderungen, denen erfahrungsbedingte und als pathologisch eingestufte Veränderungen zugeordnet werden können, für pathologisch gehalten, weil – und nur weil – diese unerwünschten *Erfahrungen* von vornherein für pathologisch gehalten worden sind. Deshalb *müssen* ihre biologischen Entsprechungen für pathologisch gehalten werden, ob sie das nun aus irgendeinem objektiven biologischen Grund sind oder nicht.

Vom biologischen Standpunkt aus werden biologische Vorgänge allein aus biologischen Gründen als pathologisch identifiziert. Das sind die einzigen stichhaltigen Gründe für eine biologische Beurteilung. Aber in diesem Fall kann man kaum davon ausgehen, daß die biologische Beurteilung auf biologischen Kriterien beruht. Weil wir eine bestimmte Erfahrung für wertlos und *in sich* destruktiv halten, glauben wir, daß die sie begleitenden biologischen Prozesse pathologisch sein *müssen.* Das heißt, ganz gleich, welche biologischen Veränderungen nun die Erfahrung hervorrufen, verursachen oder begleiten – oder das angeblich tun –, das Urteil, daß der biologische Ablauf eine Funktionsstörung darstelle oder pathologisch sei, beruht in jedem Fall auf der Meinung, die Erfahrung stelle eine Funktionsstörung dar oder sei psychopathologisch. Sollten Biologen darüber glücklich sein?

Wie es auch um ihre wissenschaftlich begründete Stichhaltigkeit bestellt sein mag, die Beredsamkeit der Mediziner scheint jedenfalls Praktiken gutzuheißen, die man auf jeder anderen Ebene nur mit größten Schwierigkeiten rechtfertigen könnte.

Die Fundamentalisten unter den psychiatrisch orientierten Theologen wenden sich nicht ohne Grund gegen solche Psychiater, Psychoanalytiker und andere, die von Symptomen, Syndromen und Anzeichen, von Pathologie, Diagnose, Ätiologie und Behandlung sprechen, als meinten sie das wörtlich, dabei aber abstreiten, daß sie es wörtlich meinen. Natürlich, sagen sie, ist das Ganze nur eine Metapher (alles ist eine Metapher), aber für die gegenwärtigen Zwecke ist es die beste. Wie kommen alle diese metaphorischen Psychiater dazu, metaphorische Krankheiten wörtlich zu nehmen und so zu behandeln?

Es gibt einfache, billige Methoden, mit denen sich unerwünschte Gedanken, Gefühle und Empfindungen eindämmen oder ganz abstellen lassen.

Es geht hier um kritische, einschneidende Machtfragen, denn wer entscheidet, wer was abstellen soll? Wer soll wem was zufügen?

Im Augenblick werden diese Entscheidungen von Ärzten getroffen, die größtenteils dazu ausgebildet sind, unsere Gedanken, Gefühle, Überzeugungen und Verhaltensweisen so zu betrachten, wie Wing es verdeutlicht.

Wenn sie der Meinung sind, das Geistes- und Gefühlsleben eines Menschen *sollte* verändert oder abgestellt werden, dann haben sie (in vielen Teilen der Welt) die Erlaubnis, dieses Ziel praktisch mit allen ihnen zur Verfügung stehenden Mitteln anzustreben.

Wing präsentiert uns den Fall einer jungen Frau, die bei einem Autounfall ihren Mann verloren hat.

> »Es kann leicht dazu kommen, daß sie Depressionen bekommt, weint, das Interesse an ihren üblichen Beschäftigungen verliert, ihr Äußeres vernachlässigt, am Essen keinen Geschmack mehr findet, abnimmt. Sie wirft sich vielleicht vor, nicht mehr auf ihren Mann

eingegangen zu sein, solange er am Leben war. Es kann sogar vorkommen, daß sie gelegentlich inmitten einer Tätigkeit, die sie immer gemeinsam verrichtet hatten, seine Stimme zu hören glaubt, die ihr etwas Vertrautes – vielleicht ihren Namen – sagt. Sie hat vielleicht den Eindruck, daß sie ihre Arbeit nicht mehr bewältigen kann, daß sie geistesabwesend, langsam und unfähig ist. Das alles ist nicht überraschend, zumindest nicht in den ersten paar Wochen.« (S. 56)

»Dennoch«, fährt er fort, »ist das eine typische depressive Reaktion.« Ihr Kummer und ihre Trauer werden als ein pathologisches Syndrom angesehen. Die grundlegenden Entscheidungen sind medizinisch-politischer Natur. Wie lange sollen wir das so weitergehen lassen? Wann sollen wir es unter Kontrolle bringen oder völlig abstellen? Medizinische Maßnahmen brauchen nicht getroffen zu werden, so erfahren wir, »solange die Sache gemäßigt verläuft und sich selbst einschränkt«. (S. 56)

Welch maßlose Macht! Es wird kein Jammern und Haareraufen mehr geben, kein Weinen und Wehklagen, kein Heulen und Zähneklappern.

Wenn einer glaubt, seine Gedanken seien nicht mehr seine eigenen, sie würden ihm aufgezwungen oder gestohlen, von außen übertragen oder abgehört, dann gilt er als ein Opfer von Wahnvorstellungen, weil solche Vorgänge als *unmöglich* gelten. Die Beurteilung, was möglich oder unmöglich ist, ist oft ausschlaggebend, wenn eine psychiatrische Diagnose gestellt wird. Kann das jemals eine objektive biologische Beurteilung sein?

Wir alle haben unsere eigenen Trennungslinien zwischen dem Glaublichen und dem Unglaublichen. Aber was objektiv unglaublich ist, wird *oft* als tatsächlich erfahren. Ich behaupte sogar, daß das der Normalfall ist.

Trennende Linien zu überschreiten, kann sehr gefährlich sein.

Sie ist wieder in einer Klinik. Sie hat wieder angefangen zu übertreiben. Sie redet zuviel, ißt zuviel, legt zuviel Wert auf Sex. Sie schläft zu wenig. Sie wird vorläufig als hypomanisch diagnostiziert. Aber sie ist früher schon als schizophren diagnostiziert worden. Zur Besänftigung bekommt sie diverse Beruhigungsmittel. Sie ist unter ständiger Beobachtung, und drei erstklassige Psychiater stehen bereit, um sofort in Aktion zu treten (d. h.: ihr Elektroschocks zu verpassen), wenn die ersten Anzeichen erstklassiger Symptome schizophrener Denkstörungen auftreten.

IV

Unter den schärfsten Kritikern der Psychiatrie sind immer wieder Psychiater gewesen.

Eine Bewegung innerhalb der orthodoxen institutionellen Psychiatrie, der es darum ging, die Menschlichkeit der in der psychiatrischen Theorie und Praxis verlorenen Person wenigstens theoretisch wiederherzustellen, war und ist die existentielle Psychiatrie.

1955 schrieb Manfred Bleuler:

> »Das psychologische Interesse hat sich weitgehend von der klassischen beschreibenden Psychopathologie ab- und einer psychoanalytisch orientierten Psychologie und existentiellen analytischen Methoden zugewandt, die versuchen, des Patienten persönliche ›Welt als eine Totalität‹ zu begreifen.« (S. 76)

Und:

> ». . . die existentielle Analyse hat neue Möglichkeiten erschlossen, vergleichbar den ersten Versuchen im Burghölzli, schizophrene Symptome zu verstehen. Diese früheren Versuche stellten tatsächlich zwischen

einzelnen Symptomen und einzelnen Lebenserfahrungen oder Bestrebungen eine Verbindung her; aber sie integrierten individuelle Symptome und ihre Wechselbeziehungen noch nicht in eine Struktur, eine Ordnung oder eine *Gestalt*, wie die existentielle Analyse das heute macht.« (S. 44)

Keine zwei Menschen haben in der psychiatrischen Theorie der Schizophrenie eine größere Rolle gespielt als Eugen und Manfred Bleuler, Vater und Sohn. Eugen Bleuler hat den Begriff geprägt und weiterentwickelt, und Manfred Bleuler ist in die Fußstapfen seines Vaters getreten. Seine Haltung ist sehr differenziert und alles andere als eine grobe Form biologischer Psychiatrie.

Er glaubt nicht daran, daß man für einen primären Prozeß je Ursachen gefunden hat, finden wird oder auch nur finden *kann*, denn er hat aufgehört zu glauben, daß die Schizophrenie eine somatische Krankheit ist. Für Manfred Bleuler ist die Schizophrenie ausschließlich eine *Geistes*krankheit.

»Schizophrene Erkrankungen gehen in Bereichen des Geistes und des Gemütes vor sich, die nur dem Menschen und kaum dem Tiere eigen sind. Sie haben keine unmittelbaren und erkennbaren Beziehungen zu körperlichen Vorgängen . . .« (1972, S. 567)

Nichtsdestoweniger sind wir Diagnostiker. Wie sollen wir schizophrene Erkrankungen in diesen Geistesbereichen diagnostizieren, die durch eine unmittelbare körperliche Untersuchung nicht zu erreichen sind? Bleuler bringt eine Diagnose der Schizophrenie mit aller Vorsicht ins Spiel.

». . . halte ich dafür, daß die kurz und klar formulierte Diagnose ›Schizophrenie‹ nur angewendet werden soll, wenn die Schizophrenie als eigentliche Psychose festzustellen ist und nicht wenn sie nur als latente oder herannahende Psychose oder ›als in Neurose in Erscheinung tretende Schizophrenie‹ vermutet wird.« (S. 26)

Aber wenn dieses Urteil erst mal gesprochen ist, kann es nicht mehr aufgehoben werden; allenfalls die Symptome können nachlassen.

»Es genügt aber, wenn ein Kranker *einmal* eine schizophrene Psychose durchgemacht hat, um die Diagnose zu stellen.« (S. 27)

Das mentale und emotionale Leiden eines Menschen mag über das hinausgehen, was ich begreifen oder mir vorstellen kann, wovon ich träumen oder womit ich mich identifizieren kann, was ich nachempfinden, erklären oder verstehen kann. Mentale und emotionale Funktionen können in der Tat gründlich gestört sein.

Versuchen wir, uns eine klarere Vorstellung von dem zu machen, was Bleuler als eine schizophrene Erkrankung ansieht.

Er beschränkt, wie er uns sagt, diese Diagnose auf geistige Störungen, die generell und forensisch für Geisteskrankheiten gehalten werden.

»Die Geistesstörung mußte demnach Maße angenommen haben, die das Wesen des Kranken für einen gesunden Menschen, von seiner Erfahrung mit sich selbst und seinen gesunden Mitmenschen aus betrachtet, als völlig fremd, rätselhaft, uneindenkbar und uneinfühlbar, ja unheimlich erscheinen ließen.« (S. 26)

Normale Menschen, so sagt er, finden es unmöglich, sich einem so unvorstellbaren Wesen als ebenbürtig zu nähern.

»Mit der schizophrenen Erkrankung verändert sich das Wesen eines Mitmenschen grundlegend. Es will uns scheinen, als ob wir unvermittelt an eine Mauer stießen, wenn wir ihn in der Art erfühlen und verstehen wollen, wie wir unser eigenes Wesen ... erfühlen und verstehen.« (S. 569)

Was sollen normale Menschen mit diesen völlig fremden, unvorstellbaren, unheimlichen, finsteren, furchterregenden Menschen anfangen? Sie schicken sie zu einem Psychiater, dessen Diagnose – das sagt Bleuler ganz deutlich – eher eine Reaktion auf die sozialen Zwänge darstellt als einen Ausdruck irgendeiner dogmatischen medizinischen Überzeugung. Er möchte gerne glauben, daß diese psychiatrische Diagnose im Grunde eine wohlwollende schützende Funktion hat. Es ist eine höchst politische Entscheidung. Leute, die durch Expertenmeinung für »geisteskrank« erklärt und von den Behörden im Zusammenhang mit dem Zivil- oder Strafrecht als solche akzeptiert worden sind, müssen zulassen, daß über ihre Köpfe hinweg über sie entschieden wird.

Wenn der Experte erklärt, daß sich schizophrene Vorgänge in Geistesbereichen abspielen, dann bedeutet das, daß von diesem Augenblick an andere Menschen darüber entscheiden, ob Menschen, denen solche Geistesbereiche gehören, erlaubt werden wird oder nicht, daß sie Geschlechtsverkehr haben, heiraten, sich scheiden lassen, Kinder großziehen, sich um ihre eigenen Angelegenheiten kümmern, das Wahlrecht ausüben, sich in Freiheit bewegen usw., und außerdem, ob sie die »wirksamste« Behandlung, die gerade in Mode ist, bekommen werden – ganz gleich, ob sie sie brauchen oder nicht brauchen, ob es ihnen paßt oder nicht paßt. Sie können nichts tun, was ihnen nicht ausdrücklich erlaubt ist.

Bleuler hofft, daß die von ihm geschilderte Vorstellung vom Wesen der Schizophrenie die Flammen der Begeisterung für ihre Behandlung neu anfachen möge.

Bleuler nennt manche Menschen schizophren, die von

normalen Menschen geringschätzig behandelt und gemieden und für geisteskrank angesehen werden. Sie werden nicht gemieden, weil sie psychotisch sind. Vielmehr bezeichnet man sie als psychotisch, um zu erklären, wie unbegreiflich sie sind, und um ihre Ausstoßung mit dem Stempel medizinischer Ermächtigung versehen zu können.

Es klingt eindrucksvoller, wenn ein Psychiater einen Patienten als psychotisch diagnostiziert, als wenn er sagt, er sei einfältig. Unter kritischen Umständen ist eine solche Diagnose ein ungeheurer Machtfaktor. Aber niemand wird, so hoffe ich, behaupten wollen, mit sozialer Macht lasse sich die Richtigkeit einer wissenschaftlichen Hypothese beweisen. In der Diagnose drückt sich aus, wie eine bestimmte Situation betrachtet wird, die sowohl in sozialen und physischen als auch in geistigen Bereichen entstanden ist. Viele Psychiater sehen wie Bleuler unter diesen Umständen in ihrer Diagnose eher ein soziales Hilfsmittel als eine wissenschaftliche medizinische Hypothese; schon gar nicht sehen sie darin die Feststellung einer objektiven Tatsache.

Bleuler und seinesgleichen haben recht, glaube ich, wenn sie sich nicht für objektive Wissenschaftler oder gar Ärzte im üblichen Sinne halten, so wie das manche Psychiater für sich in Anspruch nehmen oder anstreben oder zu sein glauben.

Man muß jedoch alle möglichen Geisteszustände in der gleichen Weise betrachten, um irgendeinen von ihnen zu diagnostizieren. »Normal« ist ebensosehr eine Diagnose wie »anormal«. Die anhaltende, unablässige Anwendung dieses einen Gesichtspunktes, jahrein, jahraus, birgt Gefahren für den Psychiater.

Es passiert nur zu leicht, daß er sich von seinen eigenen Phrasen benebeln läßt und schließlich in seiner Diagnose

eine Erklärung sieht und nicht eine soziale Strategie oder – möglicherweise – eine spekulative Vermutung. Wenn das geschieht, wird die Wahrheit von eben dem verdunkelt, was sie eigentlich erhellen sollte.
Es ist unverständlich, daher ist es unheimlich, daher ist es psychotisch, weil es unheimlich ist, weil es psychotisch ist, weil es unverständlich ist.

V

Orthodoxe Psychiater und Psychoanalytiker bezeugen, wie wir anderen auch, daß sie mit manchen Menschen, denen sie begegnen, keinen bedeutungsvollen persönlichen Kontakt herstellen können.
Psychoanalytiker sind – seit Freud – in der Mehrzahl der Meinung, diese Leute seien »unzugänglich«, weil sie so narzißtisch, in ihrem Denken so gestört, in ihren Gefühlen so verwirrt seien.
Vielleicht können wir jedoch beginnen, sie etwas besser zu verstehen, wenn wir das, was sie sagen, herumdrehen, es zerlegen und zerpflücken, wenn wir Getrenntes zusammenfügen, es neu anordnen, von oben nach unten, von innen nach außen, von hinten nach vorn. Das Merkwürdige ist nur, daß Psychoanalytiker diese Operationen, nämlich Entpersönlichung, Objektivierung, Vergegenständlichung, Skotomisierung, Zurückweisung, Verneinung, Mangel an Verständnis, Mangel an Mitgefühl, Mangel an Einfühlungsvermögen, Mangel an emotionalen Beziehungen, Destruktion, Kondensationen, Projektion, Introjektion, Reversion usw. den Objekten zuschreiben, auf die sie selbst sie anwenden.
Eine Psychose kann sich – wie einen Traum, wie ein Gehirn – jeder vornehmen, um sie zu verdrehen, umzukeh-

ren, umzugruppieren, zu zerschneiden, nebeneinanderzustellen, gegenüberzustellen, umzustellen.
Während in den frühen Tagen der Psychoanalyse Freuds Dogma, nach dem Schizophrene nicht mal zu einer Übertragung auf den Analytiker fähig sind, als Evangelium galt, herrscht heute die psychoanalytische Maxime vor, daß schizophrene Patienten in der Tat ihre Erfahrung vom Dort und Damals auf das Hier und Jetzt übertragen – wie wir das alle tun, nur tun sie es in so hohem Maß, daß der »andere«, der Analytiker, durch diese psychotischen Operationen fast völlig ausgelöscht wird. Ob das nun stimmt oder nicht, jedenfalls wird die Person, die Patient ist, durch die theoretischen Operationen des Analytikers fast völlig ausgelöscht.
Überdies, so kann man lesen, ist das, was Schizophrene übertragen, voller Haß, Habgier und Neid, Bosheit und Mißgunst. Zum größten Teil sind es unangenehme Menschen, die dem Analytiker ganz typisch mit Feindseligkeit, Gleichgültigkeit und Verachtung begegnen und versuchen, aus seinem schönen, guten, üppigen, nützlichen, potenten Penis (oder ihren Brüsten) etwas Häßliches, Schlechtes, Leeres, Unnützes und Impotentes zu machen. Psychoanalytiker schätzen es ebensowenig wie ihre Patienten, wenn sie sich gezwungen sehen, gegen das Gefühl anzukämpfen, sie seien unnütze Tutteln oder Schlappschwänze. Gib ihnen (so denken Psychoanalytiker über ihre paranoiden Patienten und denken ihre Patienten über sie) den kleinen Finger, und sie nehmen die ganze Hand. Gib ihnen deine Hand, und sie verschlingen dich mit Haut und Haar. Die Mehrzahl der Psychoanalytiker glaubt, es sei klug, zu den so eingeschätzten Leuten einen sicheren Abstand zu halten.
Spotnitz (1969) spricht für die unter Psychoanalytikern vorherrschende Auffassung, wenn er zusammenfassend sagt:

> »Liebesempfindungen sind bei der Schizophrenie von untergeordneter Bedeutung. Eine starke negative emotionale Aufladung ist als das Kernproblem identifiziert worden.« (S. 36)
>
> »Der schizophrene Patient mag an der Oberfläche angenehm oder gleichgültig wirken, aber darunter liegt Haß. Er lernt es, den Analytiker zu hassen und sich seinem Einfluß zu widersetzen.« (S. 38)

Wie Spotnitz sagt, hat diese Auffassung weitreichende Folgen für die Methodik. Psychoanalytiker sollten inzwischen klüger sein, doch

> ». . . selbst heute noch empfehlen manche Analytiker Herzlichkeit und Offenheit, um so zu einem schizophrenen Patienten eine Beziehung herzustellen.« (S. 180)

Das stellt sich jedoch als schädlich heraus. Man sollte sich besondere Mühe geben, wachsam und reserviert zu bleiben.

Ein solcher Patient könnte beispielsweise erwarten, daß ihm der Analytiker in den Mantel hilft oder ihn zur Tür begleitet, aber der Analytiker sollte stets daran denken, daß solche Leute leicht explodieren können, wenn sie nicht bekommen, was sie erwarten; deshalb kann man nicht früh genug die Grenzen abstecken und sicheren Abstand halten.

Es ist allerdings schwierig, sicheren Abstand zu einem Psychosekranken zu halten, wenn man ihn tagaus, tagein bei der Analyse »sieht«. Sie versuchen, »einem unter die Haut zu gehen«. Sie versuchen, einen zu besetzen, in Besitz zu nehmen. Sie verstehen es, einen zu täuschen und zu verwirren.

VI

Wilfred Bion erfreut sich wegen seines scharfsinnigen Beitrags zur psychoanalytischen Theorie der Schizophrenie bei seinen Analytikerkollegen im allgemeinen eines hohen Ansehens. Betrachten wir eine seiner Darstellungen des Wechselspiels zwischen ihm und einem seiner schizophrenen Patienten.

Dabei soll unsre Aufmerksamkeit Bion und dem Wechselspiel ebenso gelten wie dem Patienten.

Hier ist die »Essenz« (Bion) zweier Sitzungen mit einem schizophrenen Patienten, der fünf Jahre bei ihm in Analyse gewesen war. Interpretationen, sagt er, sollten in einer Sprache erfolgen, die einfach, exakt und reif ist.

PATIENT: »Ich habe mir im Gesicht ein winziges Stückchen Haut abgekratzt und fühle mich ganz leer.«

ANALYTIKER: »Das winzige Stückchen Haut ist Ihr Penis, den Sie herausgerissen haben, und mit ihm Ihre ganzen Eingeweide.«

PATIENT: »Ich verstehe das nicht ... Penis ... nur Silben, und jetzt hat es keine Bedeutung.«

ANALYTIKER: »Sie haben mein Wort ›Penis‹ in Silben zerlegt, und jetzt hat es keine Bedeutung.«

PATIENT: »Ich weiß nicht, was es bedeutet, aber ich möchte sagen: ›Wenn ich nicht buchstabieren kann, kann ich nicht denken.‹«

ANALYTIKER: »Die Silben sind nun in Buchstaben zerlegt; Sie können nicht buchstabieren – das heißt, Sie können die Buchstaben nicht mehr zu Wörtern zusammenfügen, daher können Sie nicht denken.«

In der nächsten Sitzung lief der Dialog so:

PATIENT: »Ich kann kein interessantes Essen finden.«

ANALYTIKER: »Sie haben das Gefühl, es ist alles aufgegessen.«

PATIENT: »Ich fühle mich nicht in der Lage, neue Kleider zu kaufen, und meine Socken sind voller Löcher.«
ANALYTIKER: »Als Sie sich gestern ein Stückchen Haut abkratzten, haben Sie sich so schwer verletzt, daß Sie nicht mal Kleider kaufen können; Sie sind leer und haben nichts, womit Sie sie kaufen könnten.«
PATIENT: »Obwohl sie voller Löcher sind, schnüren sie meinen Fuß ein.«
ANALYTIKER: »Sie haben nicht nur Ihren eigenen Penis herausgerissen, sondern meinen dazu. Heute gibt es also kein interessantes Essen – nur ein Loch, eine Socke. Doch selbst diese Socke besteht aus vielen Löchern, die alle Sie gemacht haben und die sich zusammengetan haben, um Ihren Fuß einzuschnüren oder zu schlucken und zu verletzen.« (Bion 1955, S. 229)

Diese und spätere Sitzungen bestätigten Bion in der Auffassung, der Patient habe das Gefühl, Bions Penis gegessen und ein ihn bedrängendes Loch hinterlassen zu haben, das er nun aufspalten müsse. Doch das gespaltene Loch habe eine Menge Löcher gebildet, die sich dann zusammentaten, um seinen Fuß einzuengen.

Zehn Tage später heißt es:

> »Eine Träne quoll aus seinem Auge, und er sagte mit einer Mischung aus Verzweiflung und Tadel: ›Jetzt fließen mir Tränen aus den Ohren.‹«

Kein Wunder, daß ihm Tränen aus den Ohren flossen, nachdem er Tag um Tag, Woche um Woche, Monat um Monat, Jahr um Jahr diese unermüdlichen »Interpretationen« zu hören bekam.

Ich weiß nicht, was der Patient meint, wenn er sagt, er habe sich ein Stückchen Haut im Gesicht abgekratzt und fühle sich leer. Bion glaubt offenbar, es zu wissen. Jedenfalls besagt seine These, der Patient habe sich den Penis ausgerissen und mit ihm die ganzen Eingeweide. Es überrascht mich nicht, daß das Wort Penis unter solchen Umständen dem Patienten nicht mehr bedeutet als die Silben, aus denen es besteht, eine Socke voller Löcher, die seine Füße einengen (»feet« = Füße, »feat« = große Tat).

Nichts an der Aussage, er könne kein interessantes Essen finden, läßt darauf schließen, daß er das Gefühl hat, es sei alles aufgegessen.

Es ist schwer, sich irgendeine Aussage des Patienten vorzustellen, die Bion etwas sagen könnte, was er nicht bereits zu wissen glaubt. Bions Auffassung ergibt sich aus Bions Art, dem zuzuhören, was er durch seine Ohren aufnimmt. Was er aus dem Gehörten macht, um zu seinen Interpretationen zu kommen, hat mit sehr komplexen Folgen von bewußten Prozessen zu tun – von den unbewußten ganz zu schweigen –, die Bion an anderer Stelle beschrieben hat. Alles, was irgend jemand sagt, kann auf diese höchst ungewöhnliche Weise gehört und weiterverarbeitet werden. Es ist schwer, sich von irgend jemandem irgendeine Aussage vorzustellen, die Bion möglicherweise klarmachen könnte, daß seine Deutungen falsch sind oder daß sie wie eine Schleifmaschine wirken und jeglichen Sinn zu totalem Unsinn reduzieren.

Es ist schwer, zwischen Bions psychoanalytischen Phantasien und dem was man üblicherweise ein psychotisches Wahnsystem nennt, zu unterscheiden.

Wenn man die obigen Dialoge liest, ohne zu wissen, wer denn nun wer ist, dann ist keineswegs eindeutig, wer da angeblich vom anderen abgeschnitten ist, wer den Kontakt zur Wirklichkeit verloren hat. Hört man diesen Dialogen auf neue Art zu, dann scheinen die Bemerkungen des Analytikers aus dem Munde eines Menschen zu kommen, den man ohne weiteres als einen extrem gestörten paranoiden Schizophrenen diagnostizieren könnte,

der im Begriff ist, eines seiner ihn bedrängenden Opfer in die Enge zu treiben. Der Preis für Verrücktheit steht beiden zu gleichen Teilen zu.
Wenn jemand, den ich fünf Jahre lang fünfmal in der Woche »gesehen« habe, mir sagen würde, daß ihm Tränen aus den Ohren fließen, dann kann ich mir ein Seufzen vorstellen. Mich würde vielleicht seine Fähigkeit überraschen, soviel in eine so knappe Aussage zu packen. Ich wäre vielleicht froh, keine Tränen in meinen Ohren oder Augen zu haben. Ich könnte mich des Eindrucks nicht erwehren, daß die Tränen in seinen Ohren möglicherweise davon kündeten, daß nach seinem Empfinden – und ich müßte mich ihm anschließen – unsere Beziehung etwas Trauriges, ja Erschütterndes an sich habe.
Zwischen den zwei Männern liegt wahrlich ein Abgrund. Ein Gespräch bindet sie aneinander, das weder als Dialog noch als zwei völlig getrennte Monologe anzusehen ist. Jeder scheint vom anderen so weit weg, wie der andere von ihm.

VII

Als junger Psychiater nahm ich an einer Sitzung teil, bei der es um analytische Gruppentherapie ging. Die Leitung hatte ein psychoanalytisch orientierter Psychiater, dem allerdings das Privileg einer vollen psychoanalytischen Ausbildung fehlte. Einmal in der Woche saßen wir eine Stunde und zwanzig Minuten lang auf rechtwinkligen Stühlen ohne Armlehne im Kreis herum. Rauchen verboten.
Die Patienten waren vier Männer und vier Frauen, die einander nicht kannten und auch ihm fremd waren. Alle waren zum erstenmal im Rahmen dieser Gruppe zusammengekommen.

Die Technik des Psychiaters bestand darin, sich auf Deutungen der Übertragungsvorgänge zu beschränken. Seine Bewegungen, Äußerungen und Gesten beschränkte er auf ein Minimum, um von der Gegenübertragung möglichst wenig preiszugeben.
Einmal deutete er einen politischen Streit zwischen zweien der Männer als einen Versuch, ihren Wunsch, gegenseitig und mit ihm zu masturbieren, zu zeigen und zu verstecken.
Einer von ihnen wandte sich dem Psychiater zu und fragte: »Masturbieren Sie, Herr Doktor?«
Der Psychiater war ein netter Kerl. Er war zwar kein Psychoanalytiker, aber er hatte seine Erfahrungen als Psychiater. Er wand sich. Alle beobachteten ihn und warteten. Schließlich lächelte er.
»Ich hab noch niemand kennengelernt, der es nicht tut.«
Die Spannung ließ nach. Er hatte sie gebrochen.
Ist Ihnen klar, warum?

VIII

Die Daseinsanalyse ist innerhalb der traditionellen Psychiatrie zu einer Schule geworden, die einen Weg aufzuzeigen scheint, wie sich eine menschliche Situation in menschlichen Begriffen verstehen läßt.
Ludwig Binswangers Daseinsanalyse der Ellen West (1957) gilt allgemein als eine Standardarbeit auf diesem Gebiet, ein exemplarisches Modell.
Bei diesem Versuch einer Daseinsanalyse ist jedoch zu sehen, wie die psychiatrische Diagnostik auf die Spitze getrieben wird, und zwar auf die Spitze der Absurdität. Dazu paßt auch, daß man in ihr all die vertrauten Merk-

male des psychiatrischen Syndroms diagnostizieren kann, Distanzierung, Trennung, Objektivierung, Vergegenständlichung, Aufspaltung, Zerfall usw.; es ist ein tragikomisches Paradoxon, daß Binswangers Darstellung in vieler Hinsicht ein perfektes Beispiel genau dessen ist, was er – nicht verzweifelt genug, nicht selbstkritisch und selbstironisch genug – vermeiden und hinter sich lassen will.

Ellen West ist das Pseudonym einer Patientin, die an einem 3. Januar irgendwann im ersten Viertel dieses Jahrhunderts in das von Binswanger geleitete Kreuzlinger Sanatorium eingeliefert wurde. Im März desselben Jahres wurde sie in die Obhut ihres Mannes und ihrer elterlichen Familie entlassen, nachdem Binswanger und Eugen Bleuler sie als schizophren diagnostiziert und ihr eine hoffnungslose Prognose gestellt hatten. Entsprechend ihren Erwartungen beging sie dann drei Tage später im Alter von dreiunddreißig Jahren Selbstmord.

Binswanger kannte Ellen West nicht, bevor sie nach Kreuzlingen kam. In den drei Monaten, die sie dort verbrachte, befragte er sie einige Male. Er gibt an, die Tatsache, daß er Ellen West weder persönlich kenne noch mit ihrer Krankengeschichte vertraut sei, halte er im Hinblick auf eine Daseinsanalyse für einen Vorteil.

Seine Darstellung Ellens oder vielmehr, wie er es ausdrückt, »der menschlichen Individualität, der wir den Namen Ellen West gegeben haben« (S. 92), geht nicht auf seinen persönlichen Eindruck von Ellen zurück, sondern vielmehr auf verschiedene schriftliche Dokumente: Gedichte, Tagebucheintragungen, Briefe und einen Bericht ihres Mannes über ihre Lebenserinnerungen, die er aus ihr herausholte, nachdem er sie – angestiftet von Binswanger – unter Hypnose gesetzt hatte.

Er führt seine Daseinsanalyse so durch, daß er die Einzelangaben über die »Daseinsgestalt« Ellen West vor sich ausbreitet. Dann beginnt er diese Gestalt unter verschiedenen Überschriften zu erörtern: »Welt«, »Der Tod«, »Zeit«, »Die Zeitlichkeit der ätherischen Welt«, »Die Zeitlichkeit der Gruftwelt«, »Die Zeitlichkeit der Welt der Praxis« und so fort.

Er beschreibt sein Verfahren. Er breitet ihre ganze Lebensgeschichte so detailliert wie möglich vor sich aus. Er läßt nach Möglichkeit alle moralischen, ästhetischen, sozialen, medizinischen Beurteilungen aus, ja überhaupt alle Beurteilungen, soweit sie von einem *a-priori*-Standpunkt ausgehen. Frei von Vorurteilen will er seinen Blick auf die abgeschlossene Form ihres Daseins in der Welt richten. Er seziert einen seiner Phantasie entsprungenen toten Schmetterling, ohne das erschütternde Leben eines geschlagenen Menschen darzustellen.

Binswanger sagt, über ihrer frühen Kindheit liege »ein völliges Dunkel«, aber zugleich läßt er uns wissen, Ellen West sei von Kind an eine Daumenlutscherin gewesen. Mit 16 Jahren, sagt er, gab sie es zugleich mit ihren »Jungenspielen« am Anfang einer (zwei Jahre dauernden) »Verliebtheit« plötzlich auf.

Näheres erfahren wir über diese »Verliebtheit« nicht – für Binswanger eine Verliebtheit, doch für sie? Er geht weiter und sagt, sie habe angefangen, Gedichte zu schreiben. In der Folge gibt er uns einen ausführlichen, kaum eine Jahreszeit auslassenden Bericht über ihr Leben, bis hin zu ihrem Tod. Im achtzehnten Lebensjahr »entwikkeln sich neue kleine sentimentale Liebesgeschichten« und zugleich »entsteht jetzt in ihr der Wunsch, zart und ätherisch zu sein, wie es die Freundinnen sind«. (S. 64)

Ins neunzehnte Lebensjahr fällt eine »Reise mit ihren Eltern nach Übersee«. Ob diese Reise mit den elterlichen Bedenken gegen ihre »kleinen sentimentalen Liebesgeschichten« in irgendeinem Zusammenhang stand, werden wir nie erfahren.

Während der Reise kann Ellen nie allein sein; obwohl sie sich bei einem Besuch bei Freunden sehr gut amüsiert, bittet sie die Eltern, sie zu sich zurückzurufen. (S. 64)

Nach Europa zurückgekehrt, begann sie mit großer Begeisterung zu reiten. Wir beginnen schon zu ahnen, daß alles, was sie tut oder getan hat oder tun wird, aus der schlauen Warte des Rückblickenden verhängnisvoll ist und war und sein wird.

Wir erfahren, daß sie mit zwanzig ihre zweite Reise nach Übersee machte, um ihren schwer erkrankten älteren Bruder zu pflegen. Sie aß und trank mit Vergnügen, aber nur noch dieses eine Mal. Sie verlobte sich mit einem »romantischen Überseer«, ließ aber auf Wunsch des Vaters diese Verlobung wieder platzen. Aus Binswangers Bericht wird nicht klar, ob er irgendwelche Schlüsse zieht, und wir können auch diesmal nur raten, was es wohl für sie bedeutete, den Mann aufgeben zu müssen, den sie liebte. Jedenfalls könnte diese emotionale Katastrophe irgendwie damit zu tun haben, daß sie den Appetit verliert, in einen Hungerstreik eintritt und so weiter.

Als nächstes finden wir sie in Sizilien, und wir erfahren:

> »Ellen fühlt sich klein und völlig verlassen in einer Welt, die sie nicht verstehen kann.« (S. 65)

Sie beschäftigte sich nun ständig mit der Frage, ob sie essen sollte oder nicht, und dieses Thema begann ihr Leben zu beherrschen.

Zu Beginn ihres Aufenthaltes in Sizilien hatte sie einen Riesenappetit und wurde so dick, daß ihre Freundinnen sie deswegen neckten. Sie fing an zu hungern und »übertriebene« Spaziergänge zu machen. Das ging so weit,

daß sie ihre Begleiterinnen, wenn sie an einem schönen Punkt stehen blieben, fortwährend umkreiste.
Der Knoten zieht sich zu.
Von Sizilien kehrte sie nach Italien zurück, und im Herbst ihres einundzwanzigsten Lebensjahres begann sie, Kinderlesezimmer nach amerikanischem Muster einzurichten. Den Winter über betrieb sie dieses Projekt »energisch und erfolgreich« (S. 68). Vielleicht war das ein leicht »hypomanischer« Auftakt zu dem, was später folgen sollte.
Im Herbst desselben Jahres begann sie »mit den Vorbereitungen für die Matura, in der Absicht, Nationalökonomie zu studieren« (S. 69).
Im Herbst ihres dreiundzwanzigsten Lebensjahres »bricht sie zusammen«, etwa zu der Zeit, als sie »eine unangenehme Liebesgeschichte mit einem Reitlehrer« hat. Unangenehm, so fragt man sich wieder, für wen? Für ihren Mann, der dieses »Material« unter Hypnose aus ihr herausholt?
Wie bei ihrer Verliebtheit (zwischen sechzehn und achtzehn), ihren sentimentalen kleinen Liebesgeschichten (mit achtzehn), ihrer Verlobung mit dem romantischen Überseer (mit zwanzig), wissen wir auch bei dieser Liebesgeschichte, wer sie vermutlich nicht als unangenehm empfand. Doch was immer sie für Ellen bedeutet haben mag, wir hören nichts mehr davon, sowenig wie von jenen anderen Beziehungen, die für sie so wichtig und bedeutungsvoll gewesen sein mögen, wie sie für diejenigen, in deren Kontrolle sie war und in deren Kontrolle sie bis zu ihrem Tod blieb, und für alle anderen nichtssagend und bedeutungslos waren.
Einige Zeit danach ist sie »begeistert vom Studium und Studentenleben«. Sie macht große Bergtouren in Gesellschaft, und ihr altes Kindermädchen ist dauernd bei ihr.

Als sie vierundzwanzig ist, geht sie in ein Seebad, und »hier tritt eine besonders starke ›Depression‹ auf«, nachdem sie sich verlobt hat, anscheinend mit Zustimmung ihrer Familie oder, wer weiß, auf Verlangen ihrer Familie.

Mit fünfundzwanzig leidet sie, nach der Diagnose eines Arztes, am Basedow-Syndrom. Im Anschluß daran geht der Bericht über »die Gestalt der Ellen West« auf ihren somatischen Zustand ein, der klinisch als eine bestimmte Art von Schilddrüsenstörung dargestellt wurde.

Ihre Verlobung wird gelöst. Warum, erfahren wir nicht. Kurz danach ist sie in einem offenen Sanatorium. Dann geht sie auf eine Gartenbauschule. Sie ist depressiver Stimmung, »macht aber körperlich einen vollständig gesunden Eindruck« (S. 70).

Ihr Vetter, mit dem sie seit vielen Jahren befreundet ist, nimmt sich ihrer besonders an.

Sie ist jetzt sechsundzwanzig und macht mit ihrem Vetter zusammen große Wanderungen, oft 30–40 Kilometer am Tag, wobei allerdings »die Auflösung der Verlobung mit dem Studenten eine ›offene Wunde‹ bleibt«. Trotzdem »entwickelt sich ein Liebesverhältnis mit dem Vetter«, und wir erfahren:

> »Sie und der Vetter fassen den Plan, sich zu heiraten. Sie schwankt aber noch zwei Jahre zwischen dem Studenten, mit dem sie die Beziehungen wieder aufgenommen hat, und dem Vetter. Erst im 28. Lebensjahr, nach einer nochmaligen Zusammenkunft mit dem Studenten, bricht sie endgültig mit diesem und heiratet ihren Vetter.« (S. 71)

Im Frühjahr erfolgt die Heirat. Im Sommer bleibt die Periode aus. Im Herbst

> ». . . tritt auf einer Wanderung mit dem Mann in einsamer Gegend eine starke Unterleibsblutung auf, mit

der sie noch stundenlang gehen muß. Der Arzt macht eine Auskratzung und konstatiert eine Fehlgeburt.« (S. 71–72)

In ihrem dreißigsten Lebensjahr ist sie »noch angestrengter sozial tätig«, aber der darauffolgende Winter (sie ist jetzt 31) bringt eine »rapide Abnahme ihrer Kräfte«. Sie streicht die zwei täglichen Wanderungen mit ihrem Mann.

Im Juni hat sie erneut einen »Zusammenbruch« und unterzieht sich kurz danach (mit 32 ½) erstmals einer Psychoanalyse. Dabei empfindet sie große Sehnsucht nach der Mutter (S. 75).

Im August, kurz nach Ellens 33. Geburtstag, findet die im Februar begonnene Analyse »aus äußeren Gründen« ihr Ende. Sie wird von einem Arzt untersucht und an eine Universitätsklinik überwiesen. Anfang Oktober fährt sie mit dem Mann »und der alten Kinderfrau« dorthin. Es ist nicht klar, ob diese alte Kinderfrau dieselbe Person ist wie das früher erwähnte alte Kindermädchen. Sie beginnt mit ihrer zweiten Analyse.

> »Am 6. Oktober verläßt der Mann sie auf Wunsch des Analytikers, aber gegen seinen eigenen Wunsch.« (S. 76)

Was sie selbst sich in dieser Situation wünschte, ist nicht zu erfahren. Vom 8. Oktober wird ein Selbstmordversuch berichtet. Der Mann ist vom 6. November an dauernd bei ihr. Am 7. November erfolgt der zweite Selbstmordversuch, weitere Versuche am 8., 10. und 11. November. Anfang Dezember diagnostiziert Kraepelin eine Melancholie, und kurz danach verbietet ihr Internist die Fortsetzung der Analyse und rät zur Übersiedlung nach Kreuzlingen, wo zum erstenmal Binswanger in Erscheinung tritt.

Die Aufzählung der erzwungenen Trennungen in dem

Bericht ist recht eindrucksvoll. Der Vater ordnete an, daß sie ihre erste Verlobung auflöste. Als sie sich ein zweites Mal verlobte, verlangten ihre Eltern eine »zeitweilige Trennung«. Ihre erste Analyse wurde »aus äußeren Gründen« beendet. Ihr zweiter Analytiker veranlaßte, daß ihr Mann sie verließ. Ein Arzt verbot die Fortsetzung ihrer zweiten Analyse.

Das folgende sind ein paar repräsentative Auszüge aus der in Kreuzlingen aufgezeichneten Fallgeschichte.

> »Bei der Aufnahme am 14. Januar bricht die Patientin schon nach wenigen Worten in laut jammerndes Weinen aus, ist lange nicht zu beruhigen, erzählt aber dazwischen in abgerissener Weise immer wieder einige Bruchstücke aus ihrer Krankengeschichte. Folgt ohne weiteres mit ihrem Mann auf ihr Zimmer, ist froh, daß sie sofort Gelegenheit bekommen soll, Näheres über ihre Krankheit zu berichten.« (S. 85)

> »Da nun alles darauf ankam, zu einer definitiven Diagnose zu gelangen, hatte ich die Patientin und ihren Mann ersucht, eine genaue Anamnese auszuarbeiten, welche Arbeit die Patientin sichtlich beruhigt.« (S. 87)

> »Eine Analyse der Träume hat aus psychotherapeutischen Gründen nicht stattgefunden.« (S. 88)

> »Es ist für den Mann sehr leicht, auch im vollen Schlaf mit ihr in Rapport zu treten, nicht nur im Halbschlaf.« (S. 88)

Binswanger verwendet das Wort »Rapport« nicht

> ». . . im üblichen Sinne einer engen und harmonischen Beziehung, sondern in dem besonderen Sinn einer Kommunikation zwischen einem Hypnotiseur und seinem Medium. Beim hypnotischen Rapport reagiert das Medium auf die Fragen und Anweisungen des Hypnotiseurs, ohne aufzuwachen. Die Verwen-

dung des Begriffs an dieser Stelle gibt uns möglicherweise zu verstehen, welch starken Einfluß der Mann auf Ellen ausübte.« (S. 264 der englischen Ausgabe.)

Ihre Periode war nun seit viereinhalb Jahren ausgeblieben. Sexueller Verkehr war seit drei Jahren »unterblieben«, nachdem er »anfangs normal« gewesen war. Während und zwischen diesen dramatischen Nicht-Ereignissen hatte sie acht »Suizidversuche« gemacht.

Binswanger arrangierte ein Konsilium mit Eugen Bleuler und einem weiteren Psychiater.

Die Vorgeschichte dieses Konsiliums war, daß sie angesichts der zunehmenden Suizidgefahr nicht in der offenen Abteilung bleiben konnte. Binswanger stellte deshalb den Ehemann vor die Alternative, entweder einzuwilligen, daß seine Frau in die geschlossene Abteilung verbracht wurde, oder aber die Anstalt mit ihr zu verlassen.

> »Der sehr verständige Mann sah dies vollkommen ein, erklärte aber, seine Einwilligung nur geben zu können, wenn ihm eine Heilung oder wenigstens weitgehende Besserung seiner Frau versprochen werden könne.«

Da Binswanger die Diagnose einer fortschreitenden schizophrenen Psychose (Schizophrenia simplex) stellte, konnte er dem Mann »nur sehr wenig Aussichten« machen.

> »Hätte die Schocktherapie damals schon existiert, so hätte sie einen momentanen Ausweg aus dem Dilemma und einen gewissen Aufschub geboten, am Endresultat hätte aber auch sie gewiß nichts geändert. Da klar war, daß die Entlassung aus der Anstalt den sicheren Suizid bedeutete, mußte ich dem Manne im Hinblick auf seine Verantwortung raten, . . . ein Dreierkonsilium zu veranstalten . . .« (S. 91)

Ihr erster Analytiker hatte von Hysterie gesprochen. Ihr zweiter Analytiker hatte erklärt, es handle sich um eine schwere Zwangsneurose, kombiniert mit manisch-depressiven Schwankungen. Kraepelin selbst hatte bloß eine Melancholie diagnostiziert. Der andere Psychiater konnte nur Psychasthenie feststellen. Allein Binswanger und Bleuler erkannten mit ihrem unfehlbaren Blick die Wahrheit, die ihre Gestalt offenbarte: Schizophrenie.
Für Bleuler, die letzte Autorität in bezug auf eine Diagnose, die er selbst erfunden hatte, war die Diagnose »unzweifelhaft«. Damit war der Fall entschieden.
Da ihre Lage also so gut wie hoffnungslos war (manchmal geschehen ja Wunder), kamen sie zu dem Schluß, »dem Drang der Patientin nach Entlassung zu entsprechen«. Sie »entließen« sie. Die Patientin war erleichtert und erklärte, ihr Leben nun selber in die Hand nehmen zu wollen, wenngleich sie »nicht Herr werden konnte über ihr Dilemma in bezug auf das Essen«.
Sie fuhr nach Hause. Doch sie wurde mit dem Leben nicht fertig. Sie fühlte keine Entspannung.
Das Wiedersehen mit ihren Verwandten ließ ihre Krankheit nur noch deutlicher hervortreten. Am dritten Tag des Zuhauseseins war sie wie umgewandelt. Zum Frühstück nahm sie Zucker und Butter. Zu Mittag aß sie sich zum erstenmal seit dreizehn Jahren wirklich satt. Zum Kaffee aß sie Pralinen und Ostereier. Sie machte einen Spaziergang mit ihrem Mann. Sie las *Gedichte* (hier, glauben wir, beginnt die Coda) von Rilke, Storm, Goethe, Tennyson. Sie amüsiert sich über Mark Twain. Alle Schwere scheint von ihr abzufallen. Sie schreibt Briefe. Abends nimmt sie Gift. Am andern Morgen ist sie tot. »Sie sah aus, wie nie im Leben – ruhig und glücklich und friedlich.« (S. 92)
Binswanger versichert uns an nicht weniger als siebzehn

Stellen seiner Studie – die nicht ihr, sondern ihrer Daseinsgestalt gilt –, daß ihr Selbstmord »authentisch« gewesen sei.
Binswanger unterscheidet zwischen singularen und pluralen Lebensmodi. Diese Begriffe haben keine statistische Bedeutung. Sie sollen die verschiedenen Arten der Beziehung zu uns selbst und zu unseren Mitmenschen charakterisieren. Eine Analyse unseres Daseins in der Welt sollte nicht das einzelne Individuum als wichtigste Einheit ansehen. Binswanger ist mit der Analyse Heideggers in *Sein und Zeit* nicht zufrieden. Seiner Ansicht nach wird bei der Heideggerschen Interpretation des menschlichen Daseins der Mensch zu sehr im Singular oder im Plural gesehen; auf der einen Seite werden die ausweglosen Möglichkeiten der heroischen Einsamkeit beschrieben und auf der anderen Seite, im Plural, die Selbstvergessenheit in der Anonymität der großen Zahl. Im Gegensatz dazu sieht Binswanger den richtigen Ausgangspunkt in der Dualität der Liebe. In der Freundschaft oder Liebe wird die Welt anders erlebt. Da ist es nicht mehr so, daß das einzelne einsame Individuum heroisch dem eigenen Tod entgegensieht. Und es ist auch nicht in erster Linie ein Nullsummenspiel um Sieg oder Niederlage. Im »pluralen Modus« dient einem der andere als ein Mittel für die eigenen Zwecke. Im dualen Modus ist der andere ein Gleichgestellter. Im Singular und Plural ergreift man den anderen, verschlingt ihn oder schiebt ihn beiseite. Man ist nur an kleinen Teilen des oder der anderen interessiert. Die Beziehung, die man zu sich selbst hat, ist ebenso unvollkommen. Es gibt keine echte Liebe oder Anteilnahme mehr, sondern alles wird zur quälenden Sorge. Der Zusammenbruch menschlicher Verbundenheit im Singular und Plural ist ein Endstadium nackter Angst und blanken Entsetzens. Diese ihrem Wesen

nach menschliche Möglichkeit ist das Fehlen jeder dualen Bindung zwischen dem Selbst und dem Selbst, zwischen dem Selbst und dem anderen und zwischen den anderen. Ich kann mir nicht helfen. Ich kann keinen anderen erreichen. Keiner kann mich erreichen. Mir fehlt jede Orientierung, ich habe keine Ahnung, was ich treibe, wo ich herkomme, wo ich hingehe. Schließlich schützt mich keine feste Ordnung mehr vor einer unbeschreiblichen, grenzenlosen, abgrundtiefen Angst.

Angesichts solch theoretischer Erwägungen überrascht es, daß Binswanger schreibt, im Fall der Ellen West seien die Bedingungen für eine Daseinsanalyse besonders günstig gewesen, da er sie persönlich nicht gekannt habe. Für viel besser hält er es, daß ihm schriftliche Zeugnisse in Hülle und Fülle zur Verfügung standen. Gewöhnlich läßt sich in solchen Fällen einer stark verschlechterten Schizophrenie Material für eine Daseinsanalyse nur dadurch beschaffen, daß man Patienten über Monate und Jahre hinweg beharrlich und systematisch befragt. Der Versuch, zu solchen Patienten eine »duale« Beziehung herzustellen, ist offenbar reine Zeitverschwendung. In ihrem Fall hat er viele Seiten voll brauchbarem Material. Er kann alles gleichzeitig vor sich ausbreiten und vor Augen haben. Wozu also viel Zeit in Gegenwart einer Person verbringen, deren Dasein in der Welt so völlig mißglückt ist. Die Daseinsgestalt, der der Name Ellen West gegeben wurde, ist unfähig, »Beziehungen herzustellen«. Binswangers Studie verkörpert genau das, was er attakkiert.

Sein »existentieller« Blick entpuppt sich als eine weitere Verfeinerung des stark institutionalisierten, entpersönlichten und entpersönlichenden, objektivierenden psychiatrischen diagnostischen Blicks, von dem er sich freizumachen versucht.

Seine Parole lautet:

»... zurück von der Theorie in die – mit den uns heute zur Verfügung stehenden wissenschaftlichen Mitteln mögliche – minutiöse Beschreibung der Phänomene.« (S. 166)

Was kann er mit den uns heute zur Verfügung stehenden wissenschaftlichen Mitteln nur meinen? Sicher ist das »Dasein« nach den Vorstellungen seines Lehrers Heidegger die letzte »Sache« in der Welt, die als ein mögliches »Objekt« angesehen werden kann.

Während wir uns in diesen Diskurs über ihre Leiche hineinziehen lassen, könnten wir fast vergessen, zu fragen, was sie selbst zu sagen hat.

Die Angst, schreibt sie, mache sie rasend. Sie hat Angst, allen Mut, alle Empörung und allen Tatendrang zu verlieren. Sie hat Angst, sie könnte mürbe und kleinmütig und armselig werden wie die anderen

Sie sitzt, so erzählt sie uns, in einer Glaskugel. Sie sieht die Menschen durch eine Glaswand. Sie schreit, aber niemand hört sie.

Sie wird von den Fesseln des Alltags niedergehalten:

»... Die eisernen Fesseln des Alltags: Die Fesseln der Konvention, die Fesseln des Besitzes und der Bequemlichkeit, die Fesseln der Dankbarkeit und Rücksicht, und am stärksten von allen: die Fesseln der Liebe. Ja, die sind es, die mich niederhalten, zurückhalten von dem wilden Aufleben, dem gänzlichen Aufgehen in der Welt des Kampfes und der Opfer, nach dem sich meine ganze Seele sehnt. O Gott, die Angst macht mich rasend! Die Angst, die fast Gewißheit ist! Das Bewußtsein, daß ich alles schließlich verlieren werde: allen Mut, alle Empörung, allen Tatendrang; daß sie – meine kleine Welt – mich mürbe machen werde, mürbe und kleinmütig und armselig, wie sie selbst es sind.« (S. 67)

Wie unheimlich und finster! Wie unbegreiflich, daß Binswanger und die anderen Experten für unbegreifliche Menschen weiterhin die Macht haben, sie lebendig und schreiend in ihren Gruften aus Worten zu begraben. Schreie sind nur Symptome der Hysterie. Angst ist ein Zeichen für Paranoia. Ihre Niederlage enthüllt ihren genetischen Mangel an moralischem Rückgrat. Ihre Schwachheit ist Psychasthenie. Ellen Wests Daseinsgestalt zeigt wie ein nach rückwärts gerichtetes Horoskop die Entwicklung einer schizophrenen Krankheit, die dazu bestimmt war, tödlich zu verlaufen. Armes reiches Mädchen.

4. KAPITEL

Die Möglichkeit der Erfahrung

I

Realisationen kümmern sich nicht um die Grenzen wissenschaftlicher Glaubwürdigkeit. Das objektiv am wenigsten Mögliche kann subjektiv absolut real sein. Wenn der eine Mensch in zwei Geisteswelten zuhause ist, haben wir eine Krise des Geistes. Es gibt keine solche Krise, solange man von nichts überzeugt ist, was nicht als objektive Tatsache feststeht, oder solange man andererseits problemlos alle objektiven Tatsachen über Bord werfen kann, die mit dem, wie man sich fühlt oder fühlen möchte, nicht übereinstimmen.

Wenn wir mit den von einem umgewandelten, modulierten Geisteszustand ausgesuchten Realisationen in unseren gewöhnlichen Geist zurückkehren, beurteilen wir die Realisationen der Umwandlungen und Modulationen des veränderten Zustandes – sofern wir uns nur unvollkommen erinnern – mit unserer gewöhnlichen Glaubenshierarchie. Manchmal bleibt jedoch die *Umkehrung* der Glaubwürdigkeiten, die im veränderten Zustand so oft stattfindet, erhalten und behauptet sich auch in dem in jeder anderen Hinsicht gewöhnlichen Zustand. Dann kommt es zu einem Kampf zwischen zwei antagonistischen Überzeugungen.

Aber selbst die gewöhnliche alltägliche Erfahrung springt ständig über unsere Trennungslinien zwischen dem Möglichen und Unmöglichen, dem Realen und Unrealen, dem Innen und Außen, dem Hier und Dort, dem Jetzt und Dann, dem Subjekt und Objekt, der Illusion

und Realität. Wir müssen oft genug einräumen, daß das, was nicht sein kann, sein *muß*, nur weil es ist.
Wir alle finden uns in einer Welt, die unsere Meinung über sie ebenso in sich schließt wie das, was sie anzeigt, was sie andeutet und was wir für ihren Ursprung halten.
Was wir sind, interpretieren und deuten wir im Lichte des Lichtes oder des Dunkels, in dem wir uns befinden und aus dem wir uns nie entfernen können.
Alle unsere Welten schließen uns ein. Die Welt, in der ich lebe, schließt mich in sich ein, einschließlich der Bedeutung oder des Mangels an Bedeutung, die sie für mich hat oder die ich für sie habe.
Wir sind alle Zygoten, Embryos, Neugeborene, Kleinkinder, Kinder gewesen. Wir werden alle einmal sterben, auf die eine oder die andere Weise.
Leben wir ohne Ende durch viele Welten, innerhalb und außerhalb menschlicher Körper? Oder existieren wir nur zeitweilig zwischen Geburt und Tod, wenn wir Glück haben?

II

Angenommen, wir beschränken uns auf die Aspekte der Welt, die keine objektive Existenz haben und außerhalb des Bereiches der objektiven Wissenschaft liegen. Auch wenn wir ohne objektive Maßstäbe zurechtkommen müssen, neigen wir dazu, entscheiden zu wollen, was diese Aspekte nun sind, ob

wünschenswert	oder	unerwünscht
wahr	oder	unwahr
zu wiederholen	oder	nicht zu wiederholen
richtig	oder	falsch
gut	oder	schlecht

angenehm	oder	unangenehm
enthüllend	oder	verschleiernd
nützlich	oder	nutzlos
gültig	oder	ungültig
funktional	oder	dysfunktional
erfreulich	oder	unerfreulich
vorteilhaft	oder	nachteilig
eine Wohltat	oder	ein Unglück
ein Segen	oder	ein Fluch
ernst zu nehmen	oder	belanglos
der Mühe wert	oder	reine Zeitverschwendung
ehrenwert	oder	verachtenswert
willkommen	oder	zuwider
erträglich	oder	unerträglich
tröstend	oder	erschreckend
ermutigend	oder	entmutigend
zum Weitererzählen	oder	zum Geheimhalten

Was üblich oder unüblich ist, weiß man nur, wenn man Leute fragt. Es gibt keine normativen Werte für Halluzinationen, Visionen, Verzückungen und dergleichen. Mein eigener Eindruck ist der, daß es unter den Leuten, die ich kenne, kaum jemanden gibt, der nicht wenigstens den Anflug einer Halluzination gehabt hat. Aber Halluzinationen gelten heutzutage nicht mehr als normal, und die meisten Menschen wollen nun mal normal sein oder wenigstens normal erscheinen, und deshalb reden die meisten Menschen (zu Recht, wenn man die Maßstäbe sozialer Vernunft anlegt) nur mit größter Vorsicht von solchen Dingen.

Wir werden uns Formen und Umformungen ansehen, Modi und Modulationen, Regressionen, Progressionen, Rezessionen, Umkehrungen, Überschreitungen, Verdichtungen, und sie alle können (zusammen oder einzeln) in allen möglichen Kombinationen auftreten.

Bekanntlich entstehen auffallende Veränderungen der Erfahrung unter dem Einfluß bestimmter Drogen und Betäubungsmittel, im Fieber, bei Blutvergiftungen, bei Erkrankungen des Nervensystems, beim Entzug von Sinnesreizen, in der Meditation, unter extremer Belastung und – am allerhäufigsten – unter offenbar ganz alltäglichen Umständen und ohne feststellbaren Grund.

III

Die objektive Wissenschaft und ihre Ableger und Mischformen in der Medizin, in der Psychiatrie und in der Technologie ganz allgemein verbannen das alles aus ihrem Blickfeld. Was diese Strategie an sich betrifft, müssen wir für manches dankbar sein. Ohne sie würde unsere ganze Art zu leben zusammenbrechen. Zugleich kann sie aber auch mit ihr zusammenbrechen. Wenn es die Erfahrung in der Praxis gibt, dann muß sie auch in der Theorie möglich sein.
Alles, was die Grenzen eines bestimmten Systems an Möglichkeiten überschreitet, ist *ipso facto* unmöglich. Vom Innern dieses Systems aus gesehen muß es als außerhalb des Systems – und das heißt als unmöglich – gedeutet werden. Sein einziger Daseinsmodus *kann* nur eine Projektion sein. Es gibt unendlich viele solcher Unmöglichkeiten; würde man nur an eine von ihnen glauben, schrumpfte die ganze Welt.
Es gibt Verbindungen zwischen uns, Ereignissen und Ereignissen und uns, die wir kaum wahrnehmen, und zahllose andere, von denen wir nicht die geringste Ahnung haben.
Selbst im einfachsten Sinn sind unser Leben und unsere Erlebnisse auf wer weiß wie viele Arten und *Typen* von

Arten miteinander verbunden, ohne daß wir davon wissen. Noch mehr im dunkeln tappen wir, wenn wir untersuchen wollen, wie diese verschiedenen *Typen* von Verbindungen miteinander verbunden sind.
Es gibt objektive Verbindungen, die wir nicht mit den von uns erfahrenen Verbindungen verbinden, und umgekehrt. Im einen wie im anderen Fall *müssen* sie verbunden werden, weil sie verbunden *sind.* Es gibt Ähnlichkeiten innerhalb von Unähnlichkeiten, die nicht willkürlich sein können und die dennoch bisher nicht zu erklären sind.
Ob wir nun in Form von kausalen oder sinnvollen Verbindungen oder statistischen Zusammenhängen denken, immer wissen wir intuitiv, daß alle Verbindungen und Typen von Verbindungen im dynamischen Gewebe eines einzigen Universums verflochten sind. Aber unser Denken kann die Kluft zwischen sich selbst und unserer Intuition nicht überbrücken; es ist in diesem Punkt hilflos. Eben diese Kluft und diese Hilflosigkeit sind es, die uns vielleicht zu einer heilsamen Bescheidenheit hinführen können. Betrachten wir die abgrundtiefe, erstaunliche, wunderbare Diskrepanz zwischen den Vorgängen in uns und zwischen uns und um uns herum und unserer Fähigkeit, diese Vorgänge zu begreifen, dann wird unser Verstand gedemütigt. Wir suchen nach irgendwelchen Metaphern und Beispielen, die den Prozessen der Wirklichkeit weniger entsprechen, als der bellende Hund dem Hundsstern ähnelt oder das Heulen eines Wolfes dem Mond.
Gestern war alles eine Maschine. Heute ist es so etwas wie ein Hologramm. Wer weiß, mit welcher intellektuellen Rassel wir morgen klappern werden, um die Angst zu beschwichtigen, die uns überkommt, weil wir die Erklärungen unserer sinnlosen Korrelationen nicht verstehen?
Kosmische Schwingungen, Biorhythmen, der synchrone

Gleichlauf all dessen, die verblüffende Entsprechung oder gar Identität der fundamentalsten Formen der Mathematik und der Materie – das alles führt uns vor Augen, daß wir nicht erwarten dürfen, das, was uns in seinem Griff hält, begreifen zu können.
Wir brauchen nicht zu den Atomen und Sternen zu gehen, um auf Verwirrendes zu stoßen. Die alltäglichsten Vorgänge der alltäglichsten menschlichen Welt entziehen sich unserem Verständnis. Wir können sehen, daß unsere individuellen Schicksale miteinander verflochten sind und sich gegenseitig durchdringen, daß andere in unseren Träumen und Dramen auftreten, so wie wir in den Träumen und Dramen derer, mit denen unser Leben sich vermischt, unsere möglicherweise nicht zu erkennenden Rollen spielen. Wer wagt zu behaupten, er habe die Geheimnisse »der Entwicklung und Affinität von Ereignissen« ergründet? Wir ahnen vielleicht, daß alle Dramen Teil eines einzigen Dramas sind. Warum das aber so ist und wie es dazu kommt oder, wenn es nicht so ist, warum und wie diese Illusion in uns entsteht, das sind Fragen, die wir zwar stellen, aber nicht beantworten können. Auch unter Aufbietung aller Phantasie können wir uns keine vorstellbaren Antworten vorstellen.
Ganz ähnlich ist das Bild diesseits und jenseits der Klüfte und Abgründe unserer Welt. Wir scheinen nicht in der Lage, für die kontinuierlichen synchronen und diachronischen Rhythmen vergleichbarer, wenn auch allem Anschein nach unzusammenhängender energetischer Formen eine Erklärung zu finden. In dieser unerklärlichen gegenseitigen Abhängigkeit, in dieser Kohärenz und Koexistenz, sehen manche den Beweis für die Notwendigkeit, hinter dem Kosmos, so wie er sich manifestiert, eine noch tiefere Kohärenz anzunehmen.
Andere lesen daraus exakt das Gegenteil. Auch wenn wir

das Wesen unserer Natur nur undeutlich erkennen können, so scheint es doch eine ausreichende Vorbedingung dafür, daß es uns niemals möglich sein wird, die Bedingung und die Grenzen unserer eigenen Möglichkeiten und der allgemein geltenden Möglichkeiten auch nur zu ahnen. Ergibt sich das einfach daraus, daß wir unseren Platz im Gesamtzusammenhang der Dinge anerkennen, eine mystische Vision, tiefer Aberglaube? Wird eine ursprüngliche und letztendliche Ko-Inhärenz notwendigerweise bei jeder kohärenten Theorie des Kosmos vorausgesetzt?

Unsere heute übliche Unterteilung und Auseinandersetzung zwischen der Subjektivität und der Objektivität beruht auf Operationen, die sich beiden Seiten verschließen. Diese Operationen sind weder subjektive noch objektive Vorgänge. Die Quelle der von uns hergestellten Verbindungen zwischen dem Selbst und dem anderen, Impressionen und Ideen, Intuitionen und Intellekt, inneren und äußeren Objekten und den Vorgängen, die sich zwischen einigen oder allen von ihnen abspielen, ist in den uns bekannten Formen und Inhalten nicht unmittelbar gegeben. Das, womit die Form den Inhalt ordnet, läßt sich – soweit ich mir das vorstellen kann – in dem entwickelten formalen Inhalt nicht finden. Wenn wir jedoch von der Struktur ausgehen, die wir erfahren, können wir uns auch eine Struktur vorstellen, die eine Funktion mit Ausdrucksformen in jedem Aspekt unseres Seins hervorbringt: Gene, Embryos, Intellekt, Psyche, von der Empfängnis über die Geburt bis zum Tod.

Die Operationen, die jene Formen hervorbringen, die wir gleichermaßen außerhalb und in uns selbst finden, überschreiten die von ihnen selbst hervorgebrachten Unterscheidungen. Dieses Überschreiten ist ein wesentlicher Teil der Realität, ein fortwährendes Überschreiten der

Wissenschaft und der Erfahrung: die Unterscheidungen, die wir mit dem Kopf oder dem Herzen beisteuern. Wir werfen unsere Netze ins Wasser, aber wir erwarten nicht, daß wir damit die See einfangen. Das Netz ist nicht die See, die Landkarte ist nicht das Land, die Speisekarte ist nicht das Essen, und so fort.

IV

Es ist nicht so, daß nur einige absonderliche, psychotische, transpersonale, paranormale, regressive, reinkarnationale, ektopische* Erfahrungen die Grenzen wissenschaftlicher Möglichkeiten überschreiten. Die Wissenschaft schockiert oft unsere Erfahrung, und die Erfahrung selbst ist ein wissenschaftlicher Skandal. Beide verstoßen gegen alle Regeln des jeweils anderen! Wir werden keine objektiven Tatsachen beiseite schieben, und wir werden auch nicht die gewöhnliche alltägliche Welt, wie Menschen überall auf der Erde sie in der einen oder anderen Form erleben, als anormal beiseite schieben. Weder die eine noch die andere dieser Alternativen bietet eine Möglichkeit, diese tiefempfundene Welt voller Gefühl und Empfindsamkeit, Werte und Qualitäten, Pläne und Wünsche, Freuden und Leiden mit der abstrakten, aller Gefühle beraubten Welt auszusöhnen.

Dem objektiven Geist ist noch keine Erklärung irgendeiner Einzelerfahrung oder der Erfahrung an sich gegeben

* Ich meine Erfahrungen, die sich, Berichten zufolge, zu Zeiten und an Orten abspielen, die vom objektiven wissenschaftlichen Standpunkt aus unmöglich sind. Zu den in diesem Buch erörterten ektopischen Erfahrungen gehören angebliche Erfahrungen aus anderen Lebenszeiten, aus dem Abschnitt zwischen den Lebenszeiten vor der Geburt, unter tiefer Narkose, beim Tod.

worden. Allein schon die Tatsache, daß er existiert, steht unserem Verständnis im Weg.

Viele Vorgänge und Verbindungen zwischen Vorgängen sind Teil unserer Erfahrung, wo kein objektives Korrelat solcher Vorgänge oder der Verbindungen zwischen ihnen gefunden, ja, vielleicht nicht einmal gesucht worden ist. Solche Verbindungen sind für eine absolute objektive Orientierung möglicherweise gar nicht denkbar, möglich oder vorstellbar.

Gelegentlich werden wir einfach einräumen müssen, daß das, was wir weder erklären noch verstehen können, auf die eine oder andere Weise sicher aufhört zu existieren, weil wir nicht sehen können, wie es existiert oder warum es existieren sollte.

Die Existenz mag keine objektive Bedeutung haben, aber sie bedeutet auch nicht nichts, denn sonst würde die Bedeutung nichts bedeuten. Und es kommt auch nicht allein auf die Erfahrung an.

Wir können unmöglich umfassen, was uns umfaßt. Wir können nicht über etwas hinausgehen, was uns unerreichbar ist. Aber es ist möglich, daß wir lernen, die Existenz von Dingen zu akzeptieren, die wir nicht erklären, verstehen oder auch nur glauben können.

Die einfachste Bewegung, die kohärente, geordnete Abfolge der elementarsten mentalen, emotionalen oder physischen Akte widersetzen sich einer angemessenen Darstellung oder Beschreibung. Es ist seltsam, daß das Unmittelbarste so fremd und so schwierig zu vermitteln ist.

Diese seltsame und vertraute Welt umgibt uns alle. Ob als Wissenschaftler, Dichter, Hellseher oder wer weiß was, wir können nicht verhindern, daß sie sich uns ständig präsentiert und uns mit ihren gewöhnlichen Offenbarungen verwirrt, die durch die außergewöhnlichen ma-

thematischen, mystischen, visionären oder physikalischen Offenbarungen nicht ans Licht kommen.
Die Wissenschaft findet für unsere gewöhnliche Welt nur Zeit, um sie mit immer subtileren und wirkungsvolleren Methoden auszuklammern. Ihre Stimme ist in den Darlegungen der Wissenschaftler nicht zu hören.
Die gewöhnliche Welt ist für die Wissenschaftler verwirrend genug, auch ohne Umformungen und Modulationen, bei denen sich Form und Inhalt bis zur Unkenntlichkeit verändern, und auch ohne all jene unglaublichen Visionen, Erinnerungen an Reinkarnationen, an Zeiten vor der Geburt und nach dem Tod. Realisationen, die nicht wahr sein können, die objektiv nichts verändern und die nichts Objektives verändert, verändern unser Leben – selbst objektiv.
Und so wird die gewöhnliche Erfahrung zusammen mit der aufs seltsamste modulierten und umgeformten Erfahrung (transpersonale Erfahrung, ASW-Erfahrung, Erfahrungen beim Tod, nach dem Tod, bei der Geburt, vor der Geburt, während und zwischen früheren Inkarnationen, dazu alle Arten von Entrückungen, Ekstasen, Erleuchtungen, Stimmen, Heimsuchungen, Verzückungen, Erfahrung aller anderen Welten und Verklärungen dieser Welt) von der Wissenschaft in den Abfalleimer gekippt.

V

Mit der Darstellung und Beschreibung einiger dieser Metamorphosen möchte ich den Grund für ein Gespräch über ihre Form und Funktion legen.
Die Regelmäßigkeiten und Launen unserer gelebten Welt und die Gesetze der Physik, die wir aus der Dichte ihrer

Tatsächlichkeit abstrahieren, überschneiden sich nur bis zu einem gewissen Grad. Was uns das Leben zu erzählen oder beizubringen scheint, hat oft keine erkennbare Beziehung zu dem, was die Naturwissenschaft zu offenbaren scheint.

Vom wissenschaftlichen Standpunkt aus kann man sich nur schwer vorstellen, welche Funktion man einem großen Teil der Erfahrung zuschreiben soll. Ist es da schon schwierig genug, irgendeinen Nutzen zu sehen, dann gilt das erst recht für die Vielfalt der transgressiven verdichteten regressiv-rezessiven Umformungen und Modulationen, mit denen wir uns hier beschäftigen. Sie drehen aber nicht nur Pirouetten um sich selbst, sondern sie können als ein entscheidender Faktor im gesamten Leben eines Menschen erscheinen.

Soviel wir wissen, war die Menschheit immer von Versionen von Welten umgeben, in denen wir heute nicht leben. Die primitive animistische, magische Welt, die wir so oft Kindern, den Verrückten, den Wilden und unseren Vorfahren zuschreiben (und die Männer gern Frauen zuschreiben), ist mehr als alles andere ein Produkt *unseres* Geistes, eine Projektion unserer eigenen Vorstellung. Unsere Vorstellung mag richtig sein. Unsere Mythen bleiben für uns im Dunkel, da wir uns unmittelbar in ihnen bewegen. Sie umhüllen uns. Wir sind – wie unsere Vorfahren – in Dramen eingeschlossen, aus denen wir nicht aussteigen können, um sie von außen zu betrachten oder hinter uns zu lassen. Hier haben wir keine Instrumente, mit denen wir die Grenzen unserer Möglichkeiten durchstoßen könnten. Die Welt der Menschen scheint zu allen Zeiten und überall mehr von Dämonen und Geistern als von Sterblichen aus Fleisch und Blut bevölkert gewesen zu sein. Kommt diesen Wahnvorstellungen und Halluzinationen Erhaltungswert zu?

VI

Die Menschheit scheint in der Lage, auf unbestimmbar vielfältige Weise das Universum zu ordnen.
Sie hat sich viele Welten errichtet und in ihnen gelebt.
Wir können manchmal fast ahnen, daß alle unsere Welten Variationen eines Themas sind, das zwar allen gemeinsam ist, das jedoch nur in seinen und durch seine Variationen – und unsere moderne Welt ist eine davon – weiterlebt und zu hören ist.
Julian Jaynes (1976) hat die Theorie entwickelt, nach der unser Nervensystem in seiner Form und Funktion früher und weitergehend festgelegt wird, als bisher allgemein angenommen. Er meint, daß die frühe Entwicklungsgeschichte unserer Organismen die Organisation des Gehirns beeinflußt. Noch vor kurzem, so sagt er, wäre ein solcher Gedanke sehr abwegig erschienen, ehe dann die jüngste »wachsende Flut an Forschungsarbeiten ... all die starren Vorstellungen vom Gehirn wegschwemmte«. (S. 124)
Die derzeitig vorherrschende Rechtshändigkeit und Dominanz der linken Gehirnhemisphäre war möglicherweise, so meint er, beim Menschen der Mittelsteinzeit bis hin zu Homer und dem Alten Testament nicht gegeben.
Nehmen wir einmal, aus unseren frühesten Texten, die Sache mit dem Hören von Stimmen. Von Zeit zu Zeit Stimmen zu hören, scheint nichts Ungewöhnliches gewesen zu sein. Es gibt einen mutmaßlichen Zusammenhang zwischen der rechten Hemisphäre und akustischen Halluzinationen.
Könnte die schizophrene Erfahrung von heute zu unserem Verständnis des mittelsteinzeitlichen Menschen beitragen?

»Schizophrene Halluzinationen«, gibt Jaynes zu verstehen, »ähneln den Anweisungen der Götter in der Antike«, und »ihr gemeinsamer physiologischer Auslöser ist Überanstrengung«. (S. 99)

»So halluziniert Achilles unter Entscheidungsstreß am grauen Meer, nachdem Agamemnon ihn abgewiesen hat, Thetis aus dem Dunstschleier herbei. Und Hektor, der unter dem Druck steht, entscheiden zu müssen, ob er vor die Mauern Trojas gehen und gegen Achilles kämpfen oder ob er innerhalb der Mauern bleiben soll, halluziniert die Stimme herbei, die ihm sagt, er solle hinausgehen. Die göttliche Stimme beendet den Entscheidungsstreß, bevor er allzusehr angewachsen ist. Wären Achilles oder Hektor moderne leitende Angestellte gewesen, in einer Zivilisation, die ihre streß-reduzierenden Götter verdrängte, hätten auch sie vielleicht ihren Anteil an unseren psychosomatischen Krankheiten abbekommen.« (S. 94)

Hörten Achilles und Hektor Stimmen, die aus dem Wernicke-Zentrum der rechten Hemisphäre gefunkt wurden? Die rechte Hemisphäre könnte die Funktion einer »sich vermischenden warnenden Erfahrung« gehabt haben, und die Reizung des Wernicke-Zentrums in der rechten Hemisphäre könnte die »Stimmen der Götter« ausgelöst haben.

Er stellt sich Gesellschaften vor, die durch telepathische Befehle von halluzinierten Stimmen regiert werden. Diejenigen, die mit solchem Hokuspokus gern ein für allemal aufräumen möchten, reden heute davon, daß wir unser Gehirn als unser Orakel befragen sollten.

VII

Angenommen, unser Gehirn steuert unseren Verstand. Laßt uns steuern, was uns steuert. Das Gehirn, das wir steuern wollen, steuert selbst das Denken und die Fähigkeiten, die von uns gesteuert werden sollen. Wessen Gehirn wird steuern, wessen Gehirn gesteuert werden? Wessen Verstand – von wessen Gehirn gesteuert? – wird entscheiden, welches die besten und welches die schlechtesten Gehirne sind? Welche Gehirne sollen kontrollieren und welche kontrolliert werden?

Objektiv drängt sich einem der Schluß auf, daß verschiedene Gehirne mit verschiedenen Geschichten aufwarten, einschließlich der Geschichte unserer Gehirne. Unsere Gehirne liefern uns unsere Vorstellung von Gehirnen. Dennoch ist unser Urteil kein Nervengewebe, und es bleibt unabänderlich unserem Urteil und nicht unserem Nervengewebe überlassen, zu beurteilen, welche Gehirne uns die besten Urteile liefern. Selbst wenn wir zu dem Urteil kommen, daß unser Urteil neurophysische Abläufe erfordert, können uns diese neurophysischen Vorgänge selbst nicht sagen, ob dieses Urteil richtig ist oder ob wir das Recht haben, Gehirne zu kontrollieren oder teilweise zu zerstören, bei denen die rechte Hemisphäre dominant ist und die Eindrücke und Ideen erzeugen, vor denen nun seinerseits unser von der linken Hemisphäre beherrschter Verstand zurückschreckt, weil sie ihm finster und unverständlich erscheinen.

Es ist absurd, Gehirne als die einzigen objektiven Realitäten in der angeblich von ihnen heraufbeschworenen Welt zu betrachten, denn die Gehirne, die wir ansehen und berühren, sezieren und mit unseren Sonden traktieren, sind selbst Teile der Welt, die sie angeblich heraufbeschworen haben. Und doch gibt es eine anhaltende

Tendenz, Gehirne nach objektivistischen, und die Welt, die sie angeblich hervorbringen, nach subjektivistischen Prinzipien zu behandeln. (Whitehead, 1967)
Die Situation ist im wesentlichen immer noch so, wie Adrian sie 1927, vor über fünfzig Jahren, geschildert hat (Adrian, 1949):

> ». . . das ganze Problem der Verbindung zwischen dem Gehirn und dem Verstand ist für den Physiologen genauso verwirrend wie für den Philosophen. Vielleicht wird irgendeine drastische Korrektur unseres Wissenssystems erklären, wie eine bestimmte Folge von Nervenimpulsen einen Gedanken verursachen kann, oder zeigen, daß die zwei Vorgänge, von einem anderen Standpunkt aus betrachtet, wirklich ein und dieselbe Sache sind. Wenn eine solche Korrektur erfolgt, kann ich nur hoffen, daß ich imstande wäre, sie zu verstehen.« (S. 6)

VIII

Was unmöglich ist, kann nicht sein. Es ist nicht immer möglich, sicher zu sein, was unmöglich ist. Häufiger ist es unmöglich, zu wissen, was unmöglich ist.
Was sind die Grenzen dessen, was erfahren werden kann? Was kann oder kann nicht erfahren und erfahren werden? Und wenn nicht, warum nicht? *Wann* ist Erfahrung möglich? Beim Tod, nach dem Tod, vor der Inkarnation, bei der Inkarnation, vor der Geburt, bei der Geburt? Wenn wir völlig ohne Bewußtsein sind? Wie sehen die notwendigen Bedingungen der Erfahrung aus? Wenn die Erfahrung nach Form oder Inhalt ungewöhnlich und fremd ist, nenne ich sie metanoid. Wenn sie sich in Bereichen abspielt, die in unserer Zivilisation im allgemeinen

als fehl am Platz gelten (z. B. lange vor der Geburt, nach dem Tod, unter Narkose), nenne ich sie ektopisch. Wenn sie die derzeit objektiven Grenzen der Möglichkeit überschreitet (z. B. transpersonale, ektopische Erfahrungen), nenne ich sie transgressiv. Viele Erfahrungen erfüllen alle drei Kriterien.

Wo zieht man den Trennungsstrich zwischen dem Möglichen und dem Unmöglichen, wenn überhaupt? *Warum* zieht man diesen Strich, oder warum unterläßt man es? Wann kommt uns überhaupt der Gedanke, daß eine Entscheidung angebracht ist?

Eine Möglichkeit kann so weit hergeholt scheinen, daß sie, wie man sagt, »praktisch unmöglich« ist.

Jede Möglichkeit ist mehr oder weniger plausibel, mehr oder weniger wahrscheinlich. Er oder sie könnte es getan haben, es könnte oder könnte nicht geschehen sein, aber es hätte geschehen *können,* irgendwo auf einer doppelten asymptotischen Linie, die sich von »so gut wie sicher« bis zu »höchst unwahrscheinlich« erstreckt. Sobald etwas absolut unmöglich ist, ist jede Frage nach der Plausibilität oder Wahrscheinlichkeit weggewischt. Sie konnten es nicht tun, es kann nicht geschehen sein. Das Unmögliche liegt jenseits des Implausiblen oder des Unwahrscheinlichen. Viele Dinge wären sehr wahrscheinlich und höchst plausibel, wenn sie nur möglich wären.

Es kann nicht geschehen. Also geschieht es nicht. Also kann es nicht geschehen. Also geschieht es nicht.

Sind bei und nach dem Tod, vor und bei der Geburt Erfahrungen möglich? Kann es zwischen Mutter und Fötus und zwischen Fötus und Fötus eine telepathische Verbindung geben? Wissen wir von vornherein, *a priori,* daß so etwas unmöglich ist? Wissen wir *a posteriori,* aufgrund von Versuchen, daß es unmöglich ist? Ist Nervengewebe die einzige Form von Materie, die etwas erfahren kann, das notwendige *sine qua non* jeder menschlichen Erfahrung? Ist Erfahrung auch ohne ein Gehirn möglich? Wenn ja, wozu ist dann ein Gehirn da?

IX

Es gibt viele Konjunktionen in der Erfahrung, die an diesem Kontrollpunkt zwischen Möglichkeit und Unmöglichkeit Probleme aufwerfen. Beispielsweise sagt eine Dame, sie habe den Traum ihres drei Wochen alten Embryos geträumt. Ist das wirklich möglich? Ist es wirklich unmöglich? Wenn ja, warum? Wenn nein, warum nicht? *Kann* sie den Traum ihres Babys geträumt haben, oder *kann* sie sich nur »eingebildet« haben, sie habe ihn geträumt?

Und was ist mit der Narkose? Woher sollen wir wissen, ob sie jegliche Erfahrung auslöscht, oder ob sie amnestisch wirkt und zwar nicht verhindert, daß wir einen Schmerz spüren, ihn aber ausklinkt, Millisekunde um Millisekunde? Kann es sein, daß eine sogenannte Narkose gespürt, registriert, getilgt, manchmal ins Gedächtnis zurückgerufen wird, wie das manche Leute aufgrund eigener Erfahrungen behaupten? Ist die Überzeugung von der Richtigkeit solcher Erinnerungen an Erfahrungen unter Narkose *notwendigerweise* irgendein Gemisch aus amnestischen halluzinatorischen Täuschungen? Und was ist mit der Erfahrung des Todes? Er ist tot. Er ist nicht da. Das ist sein Leichnam. Später sagt er, er habe auf uns herabgeblickt. Ist das möglich oder unmöglich?

Es ist eine sehr ungewöhnliche Idee, die Wanderung der Seele auf ein paar Jahre zwischen Geburt und Tod zu beschränken. Menschen erleben immer noch Wanderungen, die sie in andere Leben und andere Welten führen.

Es ist der Stolz der Wissenschaft, daß sie glaubt, sagen zu können: all das ist *unmöglich.*
Der Konflikt zwischen dem, was allem Anschein nach zutrifft, und dem, was allem Anschein nach nicht zutreffen kann, ist für den Verstand des Menschen ein uraltes Problem.
Vom neurowissenschaftlichen Standpunkt aus ist das psychische Leben ganz auf die Phase des menschlichen Lebenszyklus begrenzt, in der der menschliche Organismus ein Nervensystem hat, das ausreichend funktioniert, um ein psychisches Leben hervorzubringen. Die Frage, wann genau Beginn und Ende dieser Phase anzusetzen sind, kann offen bleiben, ohne daß die eigentliche Aussage erschüttert wird. Es ist im Grunde unwesentlich, ob man nun annimmt, das Nervensystem sei mit drei Wochen, drei Monaten oder drei Jahren ausreichend entwikkelt, um diese oder jene Art einer mentalen Operation durchführen zu können. Das Prinzip steht dabei nicht auf dem Spiel.
Von all diesen Erfahrungen berichten Leute, deren Gehirn intakt genug ist, davon zu berichten; und seltsamerweise ist es intakt genug, davon zu berichten, eben weil es davon berichtet. Leute mit einem solchen Gehirn berichten von Erfahrungen, die sie nach eigener Aussage machten, als ihr Gehirn nicht mehr arbeitete (beim Tod) oder nur begrenzt arbeitete (unter Narkose), oder sie machten sie ohne ein Gehirn (in der Form ektosomatischer Entrückungen); sie berichten manchmal von Kontakten mit anderen entkörperten gehirnlosen intelligenten Wesen usw.
Eine neurogene Theorie der Erfahrung muß davon ausgehen, daß es ohne Nervengewebe keine Erfahrung geben kann. Kein Gehirn, keine Psyche. Andererseits gibt es zahllose Abenteuergeschichten von offenbar gehirnlo-

sen Seelen, die in Stunden, in denen das Gehirn normal funktioniert, erzählt werden. Selbst die moderne westliche Seele »erinnert« sich gelegentlich immer noch an Disinkarnation und Reinkarnation, an die Bereiche nach dem Tod und vor dem Mutterleib.

X

Nach der neuralen Hypothese von Verstand, Seele und Geist ist das Gehirn während seines Reifeprozesses, der ein paar Wochen nach der Empfängnis beginnt, in unbestimmtem Ausmaß einer unbewußten Konditionierung ausgesetzt. Im Säuglings- und Kindesalter wird das Gehirn ausreichend programmiert, um *psychische* Erfahrungen hervorbringen, festhalten, ins Gedächtnis zurückrufen und noch einmal durchleben zu können. Einem Lebewesen oder irgendeinem Ding, das nicht mit einem angemessen funktionierenden Gehirn ausgerüstet ist, psychische Erfahrungen zuzuerkennen, ist absurd, denn die sind ein Ding der Unmöglichkeit.

> Ein Leichnam liegt da. Er – oder besser »es« – ist seit einer halben Stunde tot. Es fängt an zu atmen. Das Herz fängt an zu schlagen. Die Augen bewegen sich. *Er* schaut. Schließlich berichtet er, *er* habe, als *es* dalag, seinen Körper verlassen und sei nun zurückgekehrt.

Wer die Möglichkeit einräumt, daß Visionen oder Entrückungen vorkommen, wenn das Gehirn nicht funktioniert, zweifelt nicht nur eine wissenschaftliche Hypothese an. Er macht Front gegen das Dogma, daß sie unmöglich seien. Eine ganze Weltanschauung gerät ins Wanken. Wenn wir überzeugt sind, daß wir und unsere Erfahrung von unserem Gehirn erzeugt werden, dann müs-

sen wir den Lockungen irgendwelcher Wundergeschichten widerstehen, die uns auffordern, ihre a priori angenommene Unmöglichkeit zu vergessen.
Befassen wir uns etwas eingehender mit dem, was uns erwartet, wenn wir an einem dieser strategischen Kontrollpunkte der Möglichkeit stehen.
Sind wir in unserem ganzen Körper inkarniert oder nur in einigen Organen und Geweben? Sind wir allein auf einen kleinen Teil des Nervengewebes beschränkt?
Wird das Veto gegen die Möglichkeit nur an einem strategischen Kontrollpunkt aufgehoben, dann ist es im Prinzip auch an allen anderen Punkten aufgehoben, und die Grenze zu zahllosen Möglichkeiten ist durchbrochen, Möglichkeiten aller Arten und in allen Phasen unseres biologischen Zyklus, von der Empfängnis bis zum Tod, ob unser Gehirn funktioniert oder nicht, und vom Tod zur Empfängnis, wenn unser Gehirn gar nicht da ist.
Es scheint mir völlig unmöglich, aufgrund von Beobachtungen bei einem Sterbenden zu sagen, ob Verstand, Seele oder Geist ausgelöscht werden, wenn das Gehirn stirbt, oder ob sie Gehirn und Körper verlassen. Weder die eine noch die andere Auslegung widerspricht objektiven Tatsachen.
Es ist unmöglich, also ist es nicht. Es ist nicht, weil es unmöglich ist. Es ist, also ist es möglich. Wenn es ist, kann es nicht unmöglich sein.
Aber: Es ist, aber es ist unmöglich. Es ist möglich, aber es kann nicht sein. Es ist unmöglich, aber es muß sein. Es wäre unmöglich, wenn es nicht so wäre.
Die vorherrschende wissenschaftliche Meinung besagt, Visionen beim Tod und nach dem Tod kommen nicht vor, weil sie nicht vorkommen können. Erinnerungen an die Zeit vor der Geburt oder zwischen zwei Leben oder

an ein anderes Leben sind falsch, weil sie nicht wahr sein können.

Einige dieser unmöglichen Erfahrungen werden mehr oder weniger geduldet, wenn sie sich nicht vermeiden, verhindern oder unterbinden lassen, andere werden kaum gestattet, und wieder andere werden unter keinen Umständen geduldet.

Wir mögen davon halten, was wir wollen, jedenfalls kommen auch weiterhin Erzählungen von Erfahrungen, die wir für unmöglich halten, aus den Tiefen unseres eigenen Selbst! *Wir* sind unmöglich.

XI

Und nach diesem will ich meinen Geist ausgießen über alles Fleisch, und eure Söhne und Töchter sollen weissagen; eure Ältesten sollen Träume haben; und eure Jünglinge sollen Gesichte sehen . . . Joel 3, 1

Gilchrist (1945) erzählt folgende Geschichte von William Blake:

> »Am Beckham Rye (bei Dulwich Hill) hatte er, wie er später erzählte, als Kind von acht oder vielleicht zehn Jahren seine *erste* Vision. Beim Umherbummeln blickte der Junge nach oben und sah einen Baum voller Engel, deren strahlende Flügel wie Sterne an den Zweigen funkelten. Zuhause erzählte er von diesem Vorfall, und nur die Fürsprache seiner Mutter bewahrte ihn vor einer Tracht Prügel, die ihm sein rechtschaffener Vater wegen dieser Lüge verabreichen wollte.« (S. 6)

Heutzutage müssen Kinder, ob sie nun lügen oder nicht, damit rechnen, schon für weniger als für Geschichten von Engeln auf Bäumen »behandelt« – wenn schon nicht verprügelt – zu werden.

Einem kleinen Kind werden vielleicht ein, zwei Halluzinationen durchgelassen, wenn es im übrigen normal erscheint; bei allem, was darüber hinausgeht, würde man wenigstens eine *Beobachtung* für erforderlich halten.
Heute wird Blakes Vision wohl eher nicht geglaubt als geglaubt. Sie wird vielleicht toleriert. Sie wird gestattet, wenn sie nicht verboten ist. Engel existieren nicht, *deshalb könnte* er lügen. Er *könnte* halluziniert haben. Engel *können* allenfalls Halluzinationen sein. Irgend etwas *könnte* mit ihm nicht in Ordnung sein. Ist es dann nicht besser, daß er *an*gesehen und *untersucht* wird, daß man in ihn *hinein*sieht? Könnte es nicht Abweichungen in seinem EEG geben?
Engel überschreiten die Grenzen der objektiven Welt. Die objektive Welt ist das Reservat für objektive Objekte und objektive Vorgänge. In dieser objektiven Welt sind Engel *ipso facto, de facto, per se* an sich unmöglich, also existieren sie nicht. Vom objektiven biologischen Standpunkt aus kann man nur die grundlegende Frage stellen: Haben Engel einen biologischen Nutzwert? Haben Engel – d. h. Halluzinationen – Erhaltungswert? Sind sie Zeichen einer Pathologie? Gehen sie spontan zurück? Haben sie eine gute Prognose? Sollen wir sie zulassen?

XII

Ich werde die folgenden sechs Geschichten ohne großen Kommentar erzählen. Ich bringe sie hier, weil sie in dem einen oder anderen Punkt, den ich zur Diskussion zu stellen versuche, den Realitätssinn vieler intelligenter Frauen und Männer im Westen herausfordern. Es wird nur wenige Kreise geben, in denen sich alle einig sind, was von allen diesen Geschichten zu halten ist.

Die ersten beiden sollen veranschaulichen, daß es einen extremen Unterschied bedeutet, ob man den Tod von außen betrachtet oder ihn – ganz gleich, wie unwahrscheinlich das sein mag – von innen erlebt. Bei allen anderen geht es um Fragen der Möglichkeit oder Unmöglichkeit transpersonaler Erfahrungen und unterschiedlichster ASW-Vorgänge.

Ich hoffe, wir werden oft mit der Frage zu tun bekommen: warum ist das für dich möglich oder unmöglich, nicht aber für mich? Wir können diese Frage durch die gesamte Psychologie, Soziologie, Anthropologie, Biologie und Physik verfolgen, bis wir schließlich zwangsläufig zur Metaphysik, Ontologie und Theologie kommen.

1. Der Chefarzt einer Station, auf der täglich Leute aller Altersstufen sterben, erzählt mir, er habe seit über fünfzehn Jahren niemandem vorher gesagt, daß er sterben werde. Es rege die Leute zu sehr auf.

In vielen medizinischen Zentren auf der ganzen Welt wird routinemäßig so verfahren.

Er kann nicht einsehen, daß vom Standpunkt der objektiven wissenschaftlichen Soziobiologie die Erfahrung unseres eigenen Todes irgendeine nützliche biologische Funktion erfüllen kann. Welchen Erhaltungswert kann schon die Erfahrung des *Todes* haben? Welchen Dienst erweist er denn den Leuten, wenn er sie nutzlose und überflüssige Sorgen und Schmerzen durchmachen läßt?

2. Er blickt auf seine Hand. Vor seinen Augen wird sie runzlig, welk, uralt. Ihm wird klar, daß es die Hand einer alten Dame auf dem Sterbebett ist. Er erinnert sich. *Er* war diese alte Dame. Er verwandelt sich in sie. Sie stirbt. Ja, er erinnert sich jetzt, er beharrt darauf, auf die Weise ist er das letztemal gestorben.

Er ist ein hervorragender Wissenschaftler. Eine Stunde vorher hatte er 100 Milligramm LSD geschluckt. Er bleibt hinterher bei seiner Überzeugung, daß er noch einmal seinen letzten Tod durchlebt hat. Diese Überzeugung ist stark genug, um sich gegen die Einwände seiner eigenen wissenschaftlichen Überzeugung durchzusetzen, die ihm sagen, seine Vision müsse eine gründliche Täuschung sein, ausgelöst durch den Einfluß des chemischen Wirkstoffes auf sein Nervensystem. Die Qualität der selbstgewonnenen Gewißheit in der Erfahrung selbst kann hinterher andauern und jedes Festhalten an früheren Disqualifikationen wegwischen.

Bevor er diese Erfahrung machte, hätte er in einer Betrachtungsweise, die der Erfahrung Gültigkeit in ihrem eigenen Sinne einräumte, nichts Glaubwürdiges gesehen. Es hätte kein wesentliches Problem dargestellt. Und es wäre nicht besonders interessant gewesen. Hätte er sich vorher so sehen können, hätte er nur sagen können, er habe sich täuschen lassen. Wie es dazu habe kommen können, das müsse erst noch erforscht werden.

Seine Erfahrung (und viele andere dieser Art) ist für viele intelligente Menschen möglich, plausibel, ehrenwert, wünschenswert, wertvoll, nützlich und stichhaltig, und für viele andere totaler Unsinn (bis auf den symbolischen Wert, den sie haben mag).

Ein ins Okkulte Abgewanderter? Wieder ein guter Kopf auf dem absteigenden Ast?

3. Er steht mit seiner dreijährigen Tochter auf dem Bahnsteig einer Metro-Station. Er hält sie an der Hand und wartet auf die nächste Bahn.

Eine unerklärliche Angst überkommt ihn: eine bekannte Empfindung – das rasch anwachsende heftige Beben, bevor der Zug aus dem Tunnel kommt. Sein Herz rast. Er ist einer Ohnmacht nahe.

Da schießt ihm blitzartig ein Bild durch den Kopf, das ihm absurd und fremd vorkommt: Der Zug, der gleich aus dem Tunnel fahren wird, das ist er selbst, der gleich geboren werden wird; und er mit seiner Tochter auf dem Bahnsteig, das ist er mit seiner Plazenta in der Gebärmutter, voller Angst, der Penis seines Vaters könnte durch die Vagina zu ihnen hereinkommen.
Er verwarf dieses Bild sofort wieder, da er nicht wollte, daß seine Tochter etwas in der Art eines telepathischen Elektroschocks bekam, vielleicht durch ihre Arme, die ihm in diesem Moment, da sich ihre Hände festhielten, wie eine Art Nabelschnur erschienen.
4. Er fühlt sich unwohl. Er weiß nicht, weshalb. Er hat Ärzte aufgesucht, aber es nützte nichts. Er konsultiert einen Heiler. Der sagt ihm, seine Frau versuche ihn mit schwarzer Magie umzubringen. Er bietet an, gegen ein bescheidenes Honorar mit weißer Magie einen Bumerangeffekt auszulösen, wobei sich die Wünsche seiner Frau auf natürliche und unauffällige Weise gegen sie selbst kehren würden. Das sei kein Mord. Sie würde durch ihre eigenen Mordpläne sterben. Er konnte sich nicht entschließen, das Angebot anzunehmen, aber er war auch nicht tollkühn genug, noch länger bei seiner Frau zu bleiben. Sofort fühlte er sich wohler.
5. Sie besuchte den Vortrag eines Meditationslehrers. Während sie ihm aufmerksam zuhörte, trafen sich ihre Blicke. Sie hörte ein Klicken, und sie wußte, ihr Geist war an seinen gekoppelt.
Sie wurde seine Schülerin. Sie meditierte stundenlang in seinem Meditationszentrum. Sie erzählte ihrem Mann und anderen, er komme zu ihr und verschaffe ihr ungeahnte Orgasmen. Es war nicht klar, ob es sich um tatsächliche Visitationen, Materialisationen, Halluzinationen oder Konfabulationen handelte. Alle vier Möglichkeiten wurden ernsthaft erwogen.

Ihr Lehrer schwor, es gebe zwischen ihnen keine realen Intimitäten. Er nahm auch nicht für sich in Anspruch, zur Materialisation fähig zu sein. Er folgerte, es seien bei ihr keine Konfabulationen oder Lügen, sondern Halluzinationen, und wies sie an, zuhause zu bleiben und nicht mehr zu meditieren. Er bestätigte jedoch, daß er sie telepathisch an sich gekoppelt habe.
Manchmal schien sie sich in einem Trancezustande zu bewegen und zu reden. In ihrem Freundeskreis war man überzeugt, daß sie tatsächlich von dem Lehrer telepathisch gesteuert wurde.
Er weigerte sich, sie abzukoppeln. Eines Abends versenkten sich über zwanzig Leute an verschiedenen Orten zur gleichen Zeit in tiefe Meditation und versuchten, die telepathische Verbindung aufzubrechen. Ohne Erfolg.
Sie begann sich im Kreis zu drehen und hörte erst auf, nachdem sie in der Nervenklinik, die sie aufsuchen mußte, ein paar Elektroschocks erhalten hatte.
6. Mit sechsunddreißig Jahren wurde ihm plötzlich klar, daß er ein menschliches Wesen war. Bis zu diesem Augenblick, das wurde ihm in diesem Augenblick klar, war ihm nie eingefallen, sich zu fragen, weshalb ihm nie eingefallen war, sich selbst als ein menschliches Wesen vorzustellen. Er vergoß Tränen der Erleichterung und des Staunens, der Dankbarkeit und Freude. Dieser Augenblick veränderte sein Leben.

Die objektive Sicht ist nur eine Sicht neben anderen. Gibt es in uns einen Berufungsrichter, der nicht zugleich Kläger ist?
Wenn wir daran gehen, die Reichweite und die Grenzen der Stichhaltigkeit dieser Art der Weltsicht einzuschätzen und mit anderen Betrachtungsweisen der Welt zu vergleichen, können wir nicht zulassen, daß diese objek-

tive Weltsicht in letzter Instanz über ihren eigenen Platz im Gesamtschema der Dinge entscheidet.
Ähnlich kann unsere Einschätzung der Stichhaltigkeit eines Augenblicks, einer Stimmung oder einer Erkenntnis von innen – wenn wir also selber darin befangen sind – ganz anders aussehen als die Stichhaltigkeit, Bedeutung und Glaubwürdigkeit, die wir diesen Dingen von außen zuschreiben, wenn wir zurückblicken, uns erinnern.
Eins ist sicher. Von einem bestimmten Standpunkt aus gesehen, geht die Sonne immer noch auf und unter, obwohl sie es von anderen Standpunkten aus nicht tut. Wenn wir uns erst über die Relativität zweier scheinbar unvereinbarer objektiver Beobachtungen im klaren sind, lassen sie sich innerhalb einer Perspektive, die beide einschließt, in Einklang miteinander bringen. Unser Problem liegt auf einer anderen Ebene. Es geht darum, wie sich verschiedene *Typen* von Perspektiven aufeinander abstimmen oder zu einem Ganzen zusammenfassen lassen, falls das überhaupt möglich ist.
Die Tatsache, daß wir uns nicht nur mit den persönlichen ungeteilten autistischen unverständlichen Wahnvorstellungen einzelner isolierter Verrückter befassen, könnte bedeuten, daß ein größerer Teil der zivilisierten Menschheit tiefer im tiefsten Dunkel steckt, als wir gerne glauben würden. Andererseits kann man nicht annehmen oder erwarten, daß die Gesetze dessen, was sich außerhalb unserer gelebten Welt abspielt, auch innerhalb der Welt gelten, in der wir wirklich leben. Unsere menschliche Erfahrung ist bedingt, relativ und begrenzt. Da wir uns stets *innerhalb* dieses bedingten, relativen, begrenzten Bereiches befinden, können wir das Ausmaß seiner Bedingtheit, seiner Relativität und seiner Grenzen nicht unbedingt, absolut oder endgültig bestimmen. Nennen wir es *das Prinzip der Unentscheidbarkeit.*

5. KAPITEL

Die Geburt und die Zeit davor

I

Es gibt Leute, für die die Frage »Ist es möglich, daß das Baby dabei etwas fühlt?« so seltsam ist wie für andere die Frage »Ist es möglich, daß das Baby dabei nichts fühlt?« Es ist dieser Unterschied in der unmittelbaren Anschauung, den ich unter die Lupe nehmen will.

»Was ist das für ein Gefühl, geboren zu werden?« – das ist in einem Umfeld, das selbst die Erfahrung der Mutter unberücksichtigt läßt, eine seltsame Überlegung. Da die möglichen Gefühle der Mutter und die unmöglichen Gefühle des Babys keine objektiven Tatsachen sind, ist die Möglichkeit einer gefühlsmäßigen Verbindung zwischen ihnen objektiv noch weniger vorstellbar.

Mag sein, daß die altmodische Geburt, die von einer technologisch orientierten Geburtshilfe praktisch abgeschafft worden ist, ein Comeback feiern wird. Auf manchen Entbindungsstationen ist jedenfalls von einer Geburt nichts mehr zu sehen. Was sich dort abspielt, hat mit einer Geburt etwa soviel Ähnlichkeit wie die künstliche Besamung mit dem Geschlechtsverkehr oder die künstliche Ernährung per Magensonde mit dem Essen.

Die Entwertung der Geburt ist in einer Reihe mit der Entwertung des Geistes und des Todes zu sehen: es sind Fußnoten der wissenschaftlichen Abschaffung unserer Welt und unser selbst.

Sie brachte ihr Baby problemlos zuhause zur Welt.

»Aber warum nur?« fragte sie ihr Arzt, Ratgeber und Freund. »Du hättest das nicht alles durchzumachen brauchen! Du hättest in meine Klinik kommen und die ganze Zeit über eine Zeitung lesen können. Du hättest von allem nichts zu merken brauchen, bis ich dir das Baby gezeigt hätte.«

»Aber«, gibt sie bestürzt zurück, »ich *wollte* das doch alles durchmachen!«

Er konnte solchen Empfindungen keinerlei Wert zuerkennen. Offenbar witterte er so etwas wie hysterisch-masochistische Ketzerei.

Geburt: als eine aktive persönliche Erfahrung abgeschafft.

Die Frau: Keine aktive Person mehr, sondern passive Patientin.

Die Erfahrung: in Vergessenheit aufgelöst. Das empfindende Subjekt wird in ein gefühlloses Objekt umgewandelt.

Der physiologische Prozeß wird von einem chemisch-chirurgischen Programm abgelöst. Endergebnis: der Akt, der Vorgang und die zusammenhängende Erfahrung der Geburt sind verschwunden.

Statt der Geburt eines Babys haben wir eine chirurgische Extraktion.

Ich unterhalte mich mit einem Professor der Psychiatrie.

Es geht um die unter Psychiatern und Geburtshelfern viel diskutierten Streitfragen im Zusammenhang mit der Geburt, Fragen wie: Spürt das Baby überhaupt etwas davon? Kann es etwas spüren? Wenn ja, ist das von Bedeutung? Und wenn es von Bedeutung ist, in welcher Hinsicht? Wie können wir das herausfinden? Was für objektive Beweise gibt es?

»Glauben *Sie,* das Baby empfindet die Geburt?« fragte ich ihn.

Der Professor zögerte keine Sekunde. »Tut mir leid. Ich

kann mir eine solche Möglichkeit nicht mal in Ansätzen vorstellen.«

Er dachte einen Augenblick über seine Bemerkung nach, um dann kopfschüttelnd, mit spitzen Lippen und hängenden Mundwinkeln, ein wenig bedauernd und ein wenig erleichtert und völlig unterwürfig hinzuzufügen: »Dem stehen einfach zu viele grundsätzliche Thesen im Wege.«

Der Professor gab eine präzise Antwort. Er sagte, die *Möglichkeit,* daß die Geburt eine Erfahrung sei, *könne* er sich *nicht mal in Ansätzen vorstellen.* Für ihn war es auch nicht plausibel oder wahrscheinlich, daß unsere Geburt, selbst wenn wir sie vielleicht nicht bewußt erfahren, von unseren Systemen irgendwie festgehalten, aufgezeichnet und gespeichert wird. Er konnte sich auf dem ganzen Gebiet der Geburtshilfe und Psychiatrie nichts denken, was die Auffassung bestärkte, daß es eine Erfahrung der Geburt gibt, und schon gar nicht, daß eine nicht existierende Geburtserfahrung in irgendeiner Weise zur späteren Erfahrung und zum späteren Verhalten beitragen könnte.

Er konnte sich so etwas nicht einmal in Ansätzen *vorstellen,* weil er sich nicht vorstellen konnte, wie so etwas auch nur in Ansätzen möglich sein sollte. Damit es überhaupt möglich sein *könnte,* müßte die mit der Entwicklungsgeschichte befaßte Neurobiologie, so wie er sie verstand, völlig vom Tisch.

Er brauchte uns gar nicht erst zu sagen, daß er seine Einstellung mit der überwiegenden Mehrheit seiner Kollegen aus Medizin und Wissenschaft teilt.

Wer diese Geisteshaltung vertritt, verwirft, was anderen als klarster Beweis erscheint, und umgekehrt.

Für jemanden von der Geistesart eines Frederick Leboyer ist die Geburt die Folter des Unschuldigen.

> »Man müßte wirklich naiv sein, zu glauben, eine so große Umwälzung hinterlasse keine Spuren.
> Die Spuren sind überall: auf der Haut, in den Knochen, im Magen, im Rücken, in unseren ganzen menschlichen Torheiten, in unserem Wahnsinn, in unseren Folterungen, unseren Gefängnissen, in Legenden, Epen und Mythen. Die Heilige Schrift selbst ist gewiß nichts anderes als diese abscheuliche Jammergeschichte.« (S. 28)

Die Zeichen sind da: die verängstigten Augen, die verzerrten Augenbrauen, der schreiende Mund, der hängende Kopf, die suchenden Finger, die verzweifelten Zehen, die gekrümmten Knie.

Es ist ein beispielloser, herzzerreißender Appell, wie Leboyer schreibt. Aber es ist offensichtlich ein Appell, der denen, an die er sich wendet, nicht das Herz zerreißt. Auf diese Divergenz möchte ich näher eingehen.

Nicht jedem greift es gleichermaßen ans Herz, wenn ein Baby sich windet und aus Leibeskräften drauflos brüllt.

Die Augen eines Neugeborenen sagen manchen von uns, daß ein Baby ein geistiges, intelligentes, fühlendes, bewußtes Wesen ist. Anderen teilen sie nichts derartiges mit.

Eine Theorie, die eine Möglichkeit als falsch darstellt, und eine Erfahrung dieser als falsch dargestellten Möglichkeit *können nicht beide möglich sein.* Wenn die Theorie richtig ist, ist die Erfahrung falsch. Wenn die Erfahrung richtig ist, ist die Theorie falsch.

Ist die Theorie korrekt, muß die Erfahrung eine Illusion sein. Man kann sie dennoch aus vielerlei Gründen akzeptieren, darf ihr aber keine Gültigkeit innerhalb der Theorie zuschreiben. Ist die Erfahrung keine Illusion, dann muß jede Theorie falsch sein, die behauptet, es müsse sich um eine Illusion handeln.

Theorie und Gefühl können in ein und derselben Person miteinander wetteifern. Unser rationales, kritisches Urteil kann sich einer Erfahrung gegenübersehen, die für unsere eigene Theorie so wenig Zeit hat, wie umgekehrt unsere Theorie für die Erfahrung Platz hat.

II

Lassen wir die neurowissenschaftlichen Überlegungen einstweilen auf sich beruhen und befassen uns direkt mit einem Neugeborenen. Fragt einer: »Wie fühlst du dich?« oder fragt er: »Ist es empfindungsfähig?«
Auf verschiedene Fragen erhält man verschiedene Antworten. Und die Antwort, positiv oder negativ, kommt selten zögernd. Irgendwie ist da meistens eine sofortige Selbsteinschätzung im Spiel, ob abweichend von oder in Übereinstimmung mit den Deutungen, die von dem hergeleitet oder in das hineingelegt werden, was uns die toten Gehirne von Fötussen oder Neugeborenen unter dem Mikroskop zeigen oder was wir auf den EEG's lebender Babys sehen. Selbst wenn wir unsere Vorurteile zurückdrängen und uns an den Babys direkt orientieren, werden wir in unserer Analyse dessen, was unserem Gefühl nach Babys fühlen können, immer von unserer vorhergefaßten Meinung abhängig sein. Einige von uns glauben, daß Babys fühlen können. Aber das stimmt die vielen anderen nicht um, die glauben: Babys können nicht fühlen, also tun sie's auch nicht. Den einzigen überzeugenden Beweis für die Gefühle von Babys liefern uns unsere eigenen Gefühle von ihren Gefühlen, wenn wir mit ihnen zusammen sind, und dazu die Annahme, daß sie so fühlen, wie wir glauben, als Babys gefühlt zu haben. Diese Überzeugung hat keine Beweiskraft für andere, die die-

ses Gefühl nicht teilen. Jede Seite erklärt die Beweise, Kriterien und Überzeugungen der anderen für irrelevant und daher nichtig. Es gibt keine Vereinbarung darüber, welche Schlußfolgerung aus ein und demselben Indiz akzeptabel ist. Es gibt keine Vereinbarung darüber, was ein zulässiges Indiz ist.

Was wir von dem Baby sehen oder hören, Fötalkurven auf dem Monitor, das EEG, sind die objektiven Korrelate dessen, was nach *unserem* Gefühl Babys fühlen oder nicht fühlen.

Wenn man nicht das Gefühl hat, daß ein Baby fühlt, folgt fast zwangsläufig der Schluß, wer etwas anderes fühlte, müsse einer Illusion erliegen. Wenn man einem Baby Gefühle zutraut, wird es einem schwerfallen, nicht zu folgern, daß diejenigen, die das nicht so empfinden, ihre Sensibilität verloren haben, was noch schlimmer ist, als einen der fünf Sinne verloren zu haben.

Haben wir es hier mit einem Trugschluß aus Gefühlsüberschwang oder mit einem Trugschluß aus Gefühlsarmut zu tun?

III

Die Überzeugung, daß ein Baby ein empfindungsfähiges Wesen ist, stützen manche Leute allein auf ihre Gefühle, ohne die Neurowissenschaft zu Rate zu ziehen. Andererseits gelten aus der Position objektiver Vorherrschaft nur objektive Daten als Beweis. Es ist jedoch unmöglich, die Erfahrung daran zu hindern, von unserer Erfahrung Zeugnis abzulegen, ganz gleich, um welche objektiven Korrelate es geht.

Eingefleischte objektive Geburtshelfer haben mir berichtet, wie sie unvermutet von den Augen neugeborener Babys überrascht worden sind. Urplötzlich blicken sie in die Augen eines anderen Wesens, das sie anblickt. Das brachte sie völlig durcheinander. Das ist doch gar nicht möglich.

Die Stimmen der objektiven Vernunft sagen: Wir bestreiten nicht, daß Sie das *Gefühl* haben, von einem wachen, bewußten, empfindungsfähigen Wesen angeblickt worden zu sein, aber wir bestreiten, daß – wie Ihr Gefühl Ihnen einredet – tatsächlich ein empfindungsfähiges Wesen in Ihre Augen geblickt und Sie angelächelt hat. Ihr Gefühl läßt eine rationale Erklärung zu. Wir räumen ein, daß Ihre Erfahrung möglich ist, und wir verstehen sie auch, aber wir glauben sie nicht. Wir können Ihre Erfahrung sogar *teilen*, ohne sie zu glauben, so wie wir keine der vielen Wahrnehmungstäuschungen glauben, denen wir alle ausgesetzt sind.

Wenn es zwischen einer Mutter und ihrem Baby vor, während und nach der Geburt eine intensive affektive Bindung gibt, so mag das einen hohen Erhaltungswert haben, denn kein Lebewesen ist wohl so verwundbar wie ein Baby in dieser Phase. Gibt es eine wirkungsvollere genetische Strategie, als gleichsam dafür zu sorgen, daß eine enge emotionale Bindung an das Baby entsteht, einzuschalten durch ungemein präzise Signale für Auge und Ohr, Tast- und Geruchssinn? Eine Seite dieser psychobiologischen genetischen Einrichtung einer festen Bindung, wissenschaftlich erst vor kurzem entdeckt, in der Folklore jedoch bestens dokumentiert, ist die Tatsache, daß es der Mutter Freude macht, einem Baby ganz nahe zu sein, dem es seinerseits Freude macht, mit der Mutter zusammen zu sein. Jeder Erwachsene, so heißt es, kann in derselben Weise von den genetisch programmierten Ausdrucksmöglichkeiten des Babys »gefesselt« werden.

Solche mütterlichen Gefühle (die nicht von allen Müttern geteilt werden) liefern dem wissenschaftlichen Geist keinen Beweis dafür, daß Embryos, Fötusse und Babys diesen Gefühlen entsprechend auch tatsächlich *da* sind. Es ist nur eine weitere Variante in der langen Reihe der gefühlsbedingten Trugschlüsse, eine Täuschung, die wahrscheinlich von biologischem Nutzen ist. Der Erhaltungswert einer Lüge oder Illusion steht möglicherweise im umgekehrten Verhältnis zu seinem Wahrheitsgehalt.

IV

Der sechzigjährige Freud erzählt 1916 in seinen »Vorlesungen zur Einführung in die Psychoanalyse« eine vierzig Jahre zurückliegende Geschichte. Er saß damals mit jungen Ärzten im Wirtshaus, und sie lachten über ein »armes Weib aus dem Volke«, die als Kandidatin bei der Hebammenprüfung durchgefallen war, weil sie auf die Frage, warum sich bei der Geburt oft Exkremente im abgehenden Wasser zeigten, geantwortet hatte, das Kind habe Angst. Freud bekennt, er habe im stillen ihre Partei genommen, denn sie hatte »unbeirrten Sinnes einen wichtigen Zusammenhang bloßgelegt«.
Der wichtige Zusammenhang, den Freud in der einfältigen Antwort der Hebammenkandidatin erkannte, war für ihn keineswegs so offenkundig, wie wir vielleicht angenommen haben.
Der Kern eines Affektes, erklärt Freud, ist die Wiederholung eines bestimmten bedeutungsvollen Erlebnisses. Dieses Erlebnis kann jedoch »nur ein sehr frühzeitiger Eindruck von sehr allgemeiner Natur sein, der in die Vorgeschichte nicht des Individuums, sondern der Art zu verlegen ist«. (Studienausgabe, Band I, S. 383)

An diesem Zusammenhang zwischen dem Kern eines Affektes und Eindrücken von sehr allgemeiner Natur aus der Vorgeschichte »nicht des Individuums, sondern der Art« hielt Freud trotz des biologischen Vetos gegen diesen unverblümten Lamarckismus unbeirrt fest. Es ist schwer zu verstehen, weshalb Freud diese phylogenetische Theorie so plausibel fand; denn andererseits machte er sich immer Sorgen, eine ontogenetische Theorie könnte sich zu stark an der Vorgeschichte orientieren, und verwarf schließlich auch eine Erinnerung an die Geburt als unmöglich. Der Gedanke, daß Vorgänge, die sich damals in der fernen vorgeschichtlichen Vergangenheit der Art zwar oft, aber nie bewußter als heute wiederholten, die Erbmasse so sehr beeinflußt haben könnten, daß sie heute im bewußten Erleben des Erwachsenen irgendwie irgendwelche Muster hervorbringt, ist sehr weit hergeholt. Dieser Gedanke ist mindestens so weit hergeholt wie jede Theorie von einer Reinkarnation der Seele.
Als erklärter Materialist war Freud gezwungen, zwischen zwei Theorien, die er beide nicht mochte, zu wählen, nur weil er sich keine dritte denken konnte; dabei war ihm sehr wohl bewußt, was die meisten wissenschaftlich geschulten Leute seiner Zeit von der phylogenetischen Theorie hielten.
Er verwirft die Theorie, nach der die Angst des Erwachsenen auf das tatsächliche Geburtsereignis in *diesem* Leben zurückzuführen ist, denn wir wissen zwar, daß im Geburtsakt eine objektive Gefahr für die Erhaltung des Lebens besteht, aber

> ». . . psychologisch sagt es uns gar nichts. Die Gefahr der Geburt hat noch keinen psychischen Inhalt. Sicherlich dürfen wir beim Fötus nichts voraussetzen, was sich irgendwie einer Art von Wissen um die Möglichkeit eines Ausgangs in Lebensvernichtung annähert.« (St.Ausg., Bd. VI, S. 275 f)

Die Theorie von einer Beziehung zwischen postnatalen Affekten und perinatalen Eindrücken muß davon ausgehen, daß wir visuelle und akustische Eindrücke aufnehmen und festhalten und darauf reagieren. Diese Annahme, sagt er, ist

> ». . . völlig unbewiesen und sehr unwahrscheinlich; es ist nicht glaubhaft, daß das Kind andere als taktile und Allgemeinsensationen vom Geburtsvorgang bewahrt hat.« (S. 276)

Er erkannte früher als andere, was heute für viele selbstverständlich ist und was von einer großen, immer noch wachsenden Zahl detaillierter Forschungsarbeiten bestätigt wird:

> »Intrauterinleben und erste Kindheit sind weit mehr ein Kontinuum, als uns die auffällige Caesur des Geburtsaktes glauben läßt.« (S. 278)

Aber er sagt auch gleich, wir dürften nicht vergessen, daß im Intrauterinleben die Mutter kein *Objekt* war und daß es damals keine Objekte gab. Und deshalb

> ». . . ist leicht zu sehen, daß es in diesem Zusammenhange keinen Raum für ein Abreagieren des Geburtstraumas gibt«*. (S. 279)

Freud sagt nicht genau, warum wir unmöglich annehmen können, daß die Geburt zu dem Zeitpunkt von Bedeutung ist und daß es völlig unbewiesen, sehr unwahrscheinlich und nicht glaubhaft ist, daß wir vom Geburtsvorgang andere als taktile und Allgemeinsensationen bewahren. Daher gab es für ihn keinen Grund, sich von der

* Eine nützliche Zusammenfassung der Freudschen Haltung zum Geburtsvorgang findet sich in der editorischen Vorbemerkung zu *Hemmung, Symptom und Angst* (Bd. VI der Studienausgabe). Vgl. auch MacAlpine und Hunter, die sich mit Freuds Theorie der Zeugungs- und Schwangerschaftsphantasien befassen.

empirischen Seite her mit der Zäsur der Geburt zu beschäftigen, denn er hatte die Möglichkeit verworfen, daß Erfahrungen im Mutterleib sich auf das auswirken könnten, was wir empfinden, wenn wir das Gefühl haben, irgendwo »drin« zu sein, in einer Beziehung, einem Haus, einem Raum, einem Job, einer Situation, einem Land, einer Welt.

Er war möglicherweise nicht ganz konsequent. In seinen *Vorlesungen zur Einführung in die Psychoanalyse* (1916–17) spricht er von der Empfindung, vom Fruchtwasser umgeben zu sein, und sagt von ihr, sie sei symbolbildend und später aus der unbewußten Erinnerung wiederzugewinnen. Hier scheint er nicht mehr weit von der Ansicht entfernt, die er bei Otto Rank und anderen als absurd verurteilt. Später, in *Das Unbehagen in der Kultur* (1930; Studienausgabe, Band IX), deutet er das Gefühl des Eins-Seins mit dem All als die postnatale Beschwörung eines Gefühls, das *tatsächlich* einmal gegeben war, nämlich im Fruchtwasser vor der Geburt.

Aber im wesentlichen war er konsequent. Er war bereit, so weit zu gehen, daß er dem Fötus und dem Neugeborenen bei der Geburt Empfindungen zuschrieb, quantitative Intensitäten ohne Bedeutung, die keine Spuren hinterlassen. Die Signifikanz, die wir der Geburt beimessen, ist nicht von der Geburt selbst abgeleitet, sondern von unseren postnatalen Projektionen auf die Geburt. Noch viel weniger spielen sich irgendwelche mythischen oder persönlichen Dramen in den Seelen von Embryos, Fötussen oder Neugeborenen ab.

Bei der Geburt kommt es zu einer ungeheuren überschäumenden Erregung der narzißtischen Libido, die nichts zu bedeuten hat. Wenn er im Zusammenhang mit der Geburt von Angst redet, dann betont er ausdrücklich, daß er dabei an eine rein physiologische und nicht psychologische Reaktion denkt. Diese Reaktion ist eine auf unerklärliche Weise ererbte phylogenetische Reaktion, die von uns ihre persönliche Bedeutung erhält, wenn der erste *psychische* Inhalt anfängt, Angst zu verursachen. Das ist erst möglich, wenn ein Ich und ein Objekt da sind. Wenn das »Objekt« (d. h. die Mutter) dem Ich zwar gegenwärtig, ihm aber böse ist, dann wird laut Freud die Gefahr, die Liebe des Objektes zu verlieren, zur bleibenden und vorrangigen psychischen Gefahr.

V

Sehen wir uns einige der Schlüsselfragen näher an, die sich aus diesen Gedankengangen fur Freud und auch heute noch für uns ergeben. Sie sind alle noch unbeantwortet.

In *Die Traumdeutung* stellt Freud fest, einer großen Anzahl von Träumen

> »... die häufig angsterfüllt sind, oft das Passieren von engen Räumen oder den Aufenthalt im Wasser zum Inhalt haben, liegen Phantasien über das Intrauterinleben, das Verweilen im Mutterleibe und den Geburtsakt zugrunde«. (Studienausgabe, Band II, S. 390)

Er ist vorsichtig genug, hier von Phantasien und nicht von Erinnerungen an das Intrauterinleben zu schreiben. Träume beruhen auf Phantasien. Worauf beruhen Phantasien?

Freud fühlte sich zu der Theorie hingezogen, nach der frühe Eindrücke in irgendeiner Gestalt oder Form gegenwärtige Phantasien beeinflussen. Aber er widersetzte sich den Lockungen dieser Theorie dort, wo es um Phantasien der vorgeburtlichen Vergangenheit ging. Sie beruhten nicht auf vorgeburtlichen Erinnerungen, weil sie das nicht konnten. Sie drücken ein Verlangen aus, aus den gegenwärtigen Konflikten, Prüfungen und Leiden in eine Zeit zu fliehen, die vor all dem lag. Dennoch bemerkte er den wichtigen Zusammenhang, den die einfache Hebammenkandidatin »unbeirrten Sinnes« bloßgelegt hatte, daß nämlich emotionale und physiologische Muster der Angst (Druck von außen, Atemnot, Herzklopfen, in die Hosen machen) mit physiologischen Reaktionen bei der biologischen Geburt Ähnlichkeit haben.

Wenn es absurd ist, ein Muster vom anderen herzuleiten, könnten dann nicht beide Muster die Folge ererbter phylogenetischer Prägungen sein?

Dieser Spekulation wird sofort die Frage gegenübergestellt: wie kann ein Muster nicht erlebter physiologischer Vorgänge in und aus anderen Leben registriert, weitergeleitet und ins Gedächtnis zurückgerufen werden, wenn es sich nicht einmal durch ein paar Jahre dieses Lebens weiterleiten läßt?

1909 schrieb Freud:

> »Die Bedeutung der Phantasien und unbewußten Gedanken über das Leben im Mutterleibe habe ich erst spät würdigen gelernt. Sie enthalten sowohl die Aufklärung für die sonderbare Angst so vieler Menschen, lebendig begraben zu werden, als auch die tiefste unbewußte Begründung des Glaubens an ein Fortleben nach dem Tode, welches nur die Projektion in die Zukunft dieses unheimlichen Lebens vor der Geburt darstellt.« (S. 391 n.)

In diesem ziemlich dunklen Abschnitt erklärt Freud, die tiefste unbewußte Begründung des Glaubens an ein Leben nach dem Tod sei unser unheimliches Leben vor der Geburt. Das scheint zu besagen, ein tatsächliches unheimliches vorgeburtliches Leben sei die Grundlage der

Phantasie von einem unheimlichen Leben vor der Geburt und der auf ein Leben nach dem Tode projizierten Phantasien und Überzeugungen.

Er mag jedoch angenommen haben, jeder vernünftige Mensch würde es als selbstverständlich betrachten, daß für ihn jede Theorie unbegründet, unwahrscheinlich und unglaubhaft sei, die behauptet, die *Erfahrung* eines Lebens vor der Geburt könne unser jetziges Leben oder unsere Überzeugungen in einem zukünftigen Leben beeinflussen.

Bei seiner Beschäftigung mit dem Déjà-vu-Erlebnis ist Freud noch näher an einem offenen Konflikt mit seiner eigenen Maxime, derzufolge keine Eindrücke von der Geburt oder aus der vorgeburtlichen Zeit bewahrt und später auf innere Stimmungen und das Gefüge äußerer Wahrnehmungen projiziert werden können, um erfahrungsmäßige Umformungen, Modulationen und Halluzinationen auszulösen.

> »Es gibt Träume von Landschaften oder Örtlichkeiten, bei denen im Traume noch die Sicherheit betont wird: Da war ich schon einmal. Dieses ›*déjà vu*‹ hat aber im Traum eine besondere Bedeutung. Diese Örtlichkeit ist dann immer das Genitale der Mutter; in der Tat kann man von keiner anderen mit solcher Sicherheit behaupten, daß man ›dort schon einmal war‹.« (S. 390)

Er scheint jedoch die theoretische Möglichkeit einer inneren Resonanz mit der verlorenen Welt des Mutterleibes auszuschließen. Aus seiner Sicht der Dinge kann es eine solche Resonanz nicht geben, denn er hat es als nicht glaubhaft bezeichnet, daß die Zeit, die wir tatsächlich im Mutterleib verbringen, zu einer Erfahrung wird. Für ihn kann dieser Zeitabschnitt allenfalls symbolbildendes Rohmaterial – etwa einen vagen ozeanischen Eindruck vom Fruchtwasser – liefern, nicht aber ein dynamisches Modell für eine Überzeugung oder die Resonanz eines Gefühls, nicht einmal unter der Annahme, daß ein solches eingeprägtes dynamisches Modell niemals als bewußte Erinnerung auftaucht.

Keine tiefgreifenden Theorien stehen jedoch seiner Erkenntnis im Wege, daß vor, während und nach der dramatischen Zäsur der Geburt durchaus ein biologisches Kontinuum besteht, auch wenn ihm die Vorstellung von einem psychologischen Kontinuum zu weit hergeholt schien. Als Otto Rank, Ferenczi und andere anfingen, sich auf die traditionellen und orthodoxen, platonischen, christlichen und rabbinischen Lehren einzulassen, die von der wissenschaftlichen Aufklärung geächtet worden waren und die nur noch in den abergläubischen Vorstellungen von Frauen und Primitiven und in den Wahnvorstellungen von Kranken ein kärgliches Dasein fristeten, daß es nämlich ein psychologisches Kontinuum gibt, das zurück bis zur Geburt, nein bis zur Empfängnis und darüber hinaus reicht, da schien Freud anfänglich nicht nachdrücklich protestiert zu haben.

Rank stellte schließlich eine Theorie auf, die sich so anhörte, als sei sie den Mythen australischer Ureinwohner von der Traumwelt vor der Geburt entnommen und in einen psychoanalytischen Jargon übersetzt. Nach seinen Vorstellungen beruht der Kern des Unbewußten auf unseren Beziehungen im und zum Mutterleib: nicht nur nicht vorrangig die Geburt, sondern der gesamte pränatale Abschnitt von der Empfängnis bis zur Geburt wird vom Anfang bis zum Ende der Psychoanalyse rekapituliert. Freud nahm diesen Gedanken zunächst vergleichsweise tolerant, ja wohlwollend auf, vielleicht weil das ganze Ausmaß der Herausforderung an seine wissenschaftlich begründeten oder rational erklärten Grenzen der Möglichkeit erst im Lauf der Jahre deutlich wurde. Als Ranks *Das Trauma der Geburt* herauskam, schrieb er an Ernest Jones, er hoffe, Ranks Gedanken würden nützliche Diskussionen auslösen. Es handle sich dabei nicht um eine Revolution oder Umkrempelung des gesicherten Wissens, sondern um eine interessante Erweiterung, deren Wert Analytiker erkennen sollten.

Nach weiteren Überlegungen und nicht nur aufgrund psychoanalytischer Winkelzüge war er dann allerdings zu Recht davon überzeugt, daß seine Version von der objektiven wissenschaftlichen Ordnung der Dinge für solche interessanten Erweiterungen keinen Platz ließ. Die Geburt besteht aus vorübergehenden quantitativen Empfindungen, die zu dem Zeitpunkt nicht signifikant sind. Zwischen der Empfängnis und der Geburt spielen sich keine Seelendramen ab. Bei der Geburt geht keine Welt verloren.

Man kann sich der Phänomenologie bewußt sein, auf die sich die Theorie von der vorgeburtlichen Existenz der Seele stützt, und man kann sich der objektiven Daten zur vorgeburtlichen Aktivität und ihrer Konditionierung bewußt sein, ohne daß man im geringsten von Ranks Theorie überzeugt ist. Oft ist es ein bereits überzeugtes Gefühl, das jemanden überzeugt, er mache in gewissem Sinn noch einmal einen Teil des vorgeburtlichen Lebens durch. Er mag sich hinterher besser fühlen, wenn er diese Phase, wie sie sagen, noch einmal durchlebt. Freud war sehr vorsichtig und ließ sich nur schwer von überzeugten Gefühlen überzeugen, die nicht seine eigenen waren. Und in diesem Fall war er überzeugt, daß wir mit dem Verlassen des Mutterleibes keine Welt verlassen.

Die meisten Psychoanalytiker gehen etwas weiter als Freud, aber nicht so weit wie Rank und andere Verfechter des Extremen. Daß gute intrauterine Erinnerungen wiederherstellbar sind, ist zu einem allgemein akzeptierten Teil psychoanalytischer Theorie geworden, auch wenn nur selten die Möglichkeit erwähnt wird, daß auch schlechte intrauterine Erfahrungen wiederhergestellt werden können. Es gibt eine Tendenz in der psychoanalytischen Literatur, die Welt im Mutterleib mit dem Paradies, mit einem Garten Eden, gleichzusetzen. Wenn es jedoch möglich ist, »gute« intrauterine Erfahrungen wiederherzustellen, dann muß es aus dem gleichen Grund – wie immer der aussehen mag – möglich sein, auch »schlechte« intrauterine Erfahrungen wiederherzustellen. Wird erst einmal die Möglichkeit irgendwelcher intrauteriner Erfahrungen und ihrer Wiederherstellbarkeit im Prinzip eingeräumt, wo ist dann der nächste Kontrollpunkt der Glaubwürdigkeit?

Einige wenige Wissenschaftler machten sich nichts daraus, möglicherweise wegen wissenschaftlicher Ketzerei angeprangert zu werden, und durchquerten das ganze Terrain der Unglaubwürdigkeit bis hin zur Empfängnis, ohne dabei die Aura des Orthodoxen ganz einzubüßen.

Winnicott (1949) vertritt beispielsweise die Ansicht, daß es ein psychologisches Leben vor der Geburt gibt. Er schreibt, er sei, »in Übereinstimmung mit anderen Analytikern«, der Überzeugung, daß »das persönliche Geburtserlebnis signifikant ist und daß es als Erinnerungsmaterial erhalten bleibt« (S. 177). Ein fünfjähriger Junge »kroch gern unter meinen Mantel (sic), um dann kopfüber zwischen meinen Beinen zu Boden zu gleiten: er machte das immer und immer wieder.« In diesen und ähnlichen von Kindern und Erwachsenen gespielten Szenen sah er Scheininszenierungen der tatsächlichen Geburt. »Der Körper des Kindes ist über das Geborenwerden im Bilde.« (S. 180)

Er vertrat die Auffassung, wir könnten

> ». . . mit Sicherheit annehmen, daß sich Körper und Psyche von der Empfängnis an gemeinsam entwikkeln; anfänglich sind sie zu einer Einheit verschmolzen, doch nach und nach werden sie füreinander unterscheidbar. Mit Sicherheit kann man sagen, daß es für die Psyche (unabhängig vom Soma) schon vor der Geburt eine persönliche Weiterentwicklung gibt, eine Kontinuität des Erlebens. Diese Kontinuität, die man als die Anfänge des Selbst bezeichnen könnte, wird immer wieder unterbrochen, denn es kommen Phasen des Reagierens auf den »Übergriff«. Das Selbst fängt an, Erinnerungen an begrenzte Phasen einzuschließen, in denen ein Reagieren auf den Übergriff die Kontinuität stört. Zum Zeitpunkt der Geburt ist der Säugling auf solche Phasen vorbereitet, und das bringt mich zu der Hypothese, daß bei der nichttraumatischen Geburt die Reaktion auf den mit der Geburt verbundenen Übergriff jenes Ausmaß nicht übersteigt, auf das der Fötus bereits vorbereitet ist.«
> (Zitiert von Kirsner, S. 9)

Es gibt heute – hauptsächlich aus der Therapie gestörter Kinder und Erwachsener – eine rasch wachsende Sammlung von Berichten verschiedener Therapeuten und Analytiker, die ihre klinischen Erfahrungen offenbar so interpretieren, daß sich ihre ganzen Vorbehalte gegen die Möglichkeit eines von Anfang an stark differenzierten Intrauterinlebens aufgelöst haben*.

Grof (1975) gibt eine Reihe sorgfältig aufgezeichneter Darstellungen von Erlebnissen unter LSD-Einfluß, die uns, wie es scheint, überzeugen wollen, daß reale Erinne-

* Vgl. Fodor, Mott, Peerbolte, Lake, Grof. Weitere Berichte von de Mause, Verney, Ployé.

rungen an die intrauterine Welt hinter ihnen stehen oder in ihnen stecken.
Grof glaubt fest an die historische Realität einiger dieser Erfahrungen. In einem Fall hatte beispielsweise ein Mann das Gefühl, von Fruchtwasser umgeben und durch die Nabelschnur mit der Plazenta verbunden zu sein. Durch den Nabelbereich strömte Nährflüssigkeit in seinen Körper, und er hatte das Gefühl, er bilde zusammen mit seiner Mutter eine symbiotische Einheit. Die zwischen ihnen zirkulierende Flüssigkeit war wie eine magische Verbindung zwischen ihm und ihr. Zu hören waren zwei Herztöne von unterschiedlicher Frequenz, die sich zu einem wellenförmig verlaufenden akustischen Muster vereinigten. Es gab außerdem hohle dröhnende Töne, die ihm von den peristaltischen Darmbewegungen seiner Mutter herzurühren schienen. Von der Außenwelt drangen merkwürdige Geräusche herein, die echoartig widerhallten, als kämen sie durch eine Wasserschicht.
Viele Leute hatten in Immersionstanks und – soweit bekannt – ohne besonderen Anlaß ähnliche Erlebnisse unter der Einwirkung von LSD. Im zweiten Teil dieser Untersuchung werden wir einige dieser Fälle eingehender betrachten.
Manche Leute können sehr realistische Details einer fötalen Existenz wiedergeben; sie fühlen sich als ein Embryo, der ganz verschiedenartigen und unterschiedlich starken intrauterinen Krisen, Belastungen und Qualen ausgeliefert ist. Könnte es sich dabei um reale Erinnerungen handeln? Der individuelle Eigencharakter einiger dieser Erlebnisse scheint nach Grofs Ansicht für die Möglichkeit zu sprechen, daß es sich dabei tatsächlich um *Wieder*-Erlebnisse handelt, so wie sie von der betreffenden Person in dem Augenblick empfunden und aufgefaßt werden.

Trotz der Unbefangenheit, mit der sich Winnicott, Grof und andere der Geburt und der vorgeburtlichen Zeit zuwenden, liegt hier nach wie vor ein strategischer Kontrollpunkt der Glaubwürdigkeit. Nach Winnicott können wir »mit Sicherheit« eine psychosomatische Kontinuität bis zurück zur Empfängnis annehmen. Wenn es hart auf hart geht, kommt als entscheidendes Argument gegen eine solche Theorie die Gegenbehauptung, daß wir das mit Sicherheit nicht annehmen können. So wie Freud die Dinge sieht, ist eine solche Kontinuität nicht glaubhaft. Offensichtlich ist in dieser Sicht der Dinge kein Platz für sie, weil diese Sicht der Dinge keinen Platz für sie hat. Daher ist in dieser Sicht der Dinge offensichtlich kein Platz für sie.

VI

Wir können den Spielraum der Möglichkeiten in der Vorstellungskraft ausweiten, wir können unsere Grenzlinie berichtigen oder modifizieren, wir können ein wenig dazugeben oder wegnehmen, ohne das ganze objektive System in Frage zu stellen.

Was für manche nicht glaubhaft erscheint, ist für andere die unfehlbare Wahrheit, obwohl sie dieselben komplexen objektiven Daten über das Verhalten von Embryos, Fötussen und Säuglingen bei und nach der Geburt vorliegen haben. Ketzerei ist Ketzerei, wenngleich die Einstellung zu solchen Ketzereien ein klein wenig liberaler geworden ist. Der eine oder andere Geburtshelfer wird es mit Freuds armer Hebammenkandidatin halten, die ihren wissenschaftlichen Katechismus nicht ordentlich gelernt hatte, und wenn heute Hebammen, Geburtshelfer und Kinderärzte oder Mütter und Väter sagen, sie seien sicher, daß Babys ihre eigene Geburt erleben, dann werden sie nicht notwendigerweise gleich als ignorant, dumm oder einfältig angesehen. Es ist eine Ansicht, die heute ernsthaft erörtert und vertreten wird.

»Jede Stufe der menschlichen Entwicklung von der Empfängnis bis zur Geburt ist anfällig für die vorgeburtliche Umwelt. Die ausgeprägte Empfindlichkeit des Fötus gegen intrauterine Bedingungen kann die ureigentliche Grundlage seiner Existenz verändern. Die vorgeburtlichen Einflüsse konditionieren nicht nur Verhaltensmuster, sondern haben auch tiefgreifende und dauerhafte Auswirkungen auf alle biologischen Merkmale wie die anfängliche Wachstumsrate, den Grad der Nahrungsmittelverwertung, anatomische Strukturen, physiologische Attribute, Reizreaktionen, phänotypische Ausdrucksformen des Erwachsenen, und viele Auswirkungen solcher frühen Einflüsse scheinen irreversibel.« (Kugelmass in Ferreira, 1969, S. viii)

In diesen von einem rein objektiven Standpunkt aus gemachten Bemerkungen findet sich nichts von einer theoretischen Diskontinuität beim Betrachten der objektiven Kontinuität zwischen dem Fötus und dem Erwachsenen. Es ist jedoch eine rein objektive Kontinuität.* Die Verge-

* Es ist ein weiter Weg von dieser wissenschaftlichen objektiven Kontinuität zu dem unbeschwerten und so kultivierten Auf und Ab, das in einem von Arthur Waley (1965) erzählten Aperçu aus dem alten China sichtbar wird: ». . . ›Mein Großonkel‹, schreibt Pao P'u Tsŭ (4. Jahrh. v. Chr. Nei P'ien VIII), ›sprang jedesmal, wenn er sehr betrunken oder wenn es unangenehm heiß war, in einen Tümpel und blieb dann manchmal den ganzen Tag am Boden des Tümpels. Dazu war er nur fähig, weil er die Kunst des Atem-Verschließens und des Mutterleib-Atmens meisterlich beherrschte.‹« (S. 119) Im weiteren Verlauf berichtet er: »Zur Erzeugung dieses Trancezustandes wurde eine bestimmte

ärtigung der objektiven Kontinuität unserer indivien organischen Systeme von ihrem Anfang bis zu ih-. Ende, von der Empfängnis bis zum Tod, und, mehr ·h, der Kontinuität unseres Gensystems soweit wir nur ckblicken können, wird – mit einigen wenigen Ausnen – in der psychologischen Theorie nicht zur ntnis genommen oder abgehandelt.

siker und Chemiker sprechen davon, wie das Folgealten eines physikalischen Systems durch physikali- »Erfahrungen« modifiziert werden kann.

in Leinöl dem Licht ausgesetzt wird, wird es zähflüs-

»Eine kurze Belichtung mag noch keine wahrnehmbare Veränderung bewirken. Wird das Öl aber später erneut dem Licht ausgesetzt, verändert es sich rascher als beim erstenmal. Das Öl ›erinnert‹ sich an seine vergangene Erfahrung und verhält sich deshalb anders. Seine Erinnerung besteht in der Tatsache, daß Licht unter anderem auch Substanzen erzeugt, die die von der Helligkeit ausgelöste Oxydation fördern, was zu der Zähflüssigkeit führt.« (Gerard, 1953, S. 126)

Wenn die Geburt und die Zeit davor einen prä-psychischen Abschnitt darstellen, sind wir vielleicht um so offener für anhaltende, uns formende Umwelteinflüsse. Wir hätten dann keine Psyche zur *Abwehr* all dessen, was möglicherweise auf uns zukommt.

Technik entwickelt, deren Hauptmerkmal, wie in Indien, kontrolliertes Atmen war – das Atmen mußte sanft und leicht sein, wie das eines Säuglings oder, wie spätere Quietisten sagten, eines Kindes im Mutterleib.« (S. 44) »Das Atmen des Weisen muß, wie immer wieder zu lesen ist, wie das Atmen eines Säuglings sein. Spätere Taoisten gehen einen Schritt weiter und sagen, es müsse wie das Atmen eines Kindes im Mutterleib sein. Dieses ›Mutterleib-Atmen‹ ist der ›Kern der Atemkontrolle‹ . . .« (S. 118)

Fries (1977) teilt die Ansicht Freuds und anderer, daß die Geburt und die Zeit davor prä-psychisch seien, aus den bekannten Gründen: das müsse so sein, weil das Nervensystem zum Zeitpunkt der Geburt noch nicht vollständig entwickelt sei. Das bedeutet für sie, daß wir in diesem prä-psychischen Abschnitt leichter zu beeindrucken, zu verletzen und zu konditionieren sind als zu irgendeinem späteren Zeitpunkt. Das Baby hat bei der Geburt und in der Zeit davor kein ausreichend gereiftes Nervensystem, das uns die defensiven Vorteile einer gut funktionierenden Psyche bieten könnte.

> »Uns scheint, daß prä-psychische passive Erfahrungen in diesem Zeitabschnitt von der Empfängnis bis etwa zur dritten oder vierten Lebenswoche den Erstzustand herstellen, der dazu tendiert, aktiv wiederholt zu werden.« (Fries und Woolf, 1953, S. 119)
>
> ». . . Erfahrungen im Zeitabschnitt der Prä-Myelination wirken sich ähnlich aus wie die erblichen . . .« (S. 125)

Man kann ein wenig dazutun oder wegnehmen, ohne sich eindeutig festzulegen. Manche Neurowissenschaftler glauben, die neurale Entwicklung beim Neugeborenen erlaube kompliziertere mentale Operationen, als andere bisher für möglich hielten. Ein Baby hat bei der Geburt so viele Gehirnzellen wie wir, möglicherweise sogar mehr; vielleicht büßt es dabei ein paar ein. Wer weiß denn schon, wozu das Gehirn eines Neugeborenen fähig ist? Mit unseren vom Erwachsenenalter diktierten Vorurteilen können wir nur ein Gehirn sehen, das als das Gehirn eines ataktischen Schwachsinnigen eingeschätzt würde, wäre es das Gehirn eines Erwachsenen oder selbst eines Kindes. Und viele schätzen Neugeborene immer noch so ein: als eine Art ataktische Schwachsinnige.

Nervengewebe finden sich schon drei Wochen nach der Empfängnis. Und was ist vorher? Manche Leute sind fest davon überzeugt, daß sie Epochen sowohl biologischer Erfahrungen als auch seelischer Erfahrungen durch zahllose Inkarnationen neu durchleben, obschon dem letzteren vom ersteren keine Gültigkeit zuerkannt wird.
Keine organische Substanz: keine mentale Tätigkeit. Wäre da nicht die Stimme wissenschaftlicher Vernunft, hätten wir wohl keinen Grund, eine überzeugende Vision dieser Epochen – ob biologich oder psychisch – für unmöglich zu halten. Eine embryonische Vision müßte nicht als eine Täuschung des Gedächtnisses gedeutet werden, als eine falsche Erinnerung, als eine gegenwärtige Vision, als eine in die Vergangenheit projizierte Schilderung der Form eines gegenwärtigen Zustandes. Wenn meiner eigenen Erfahrung zu glauben ist, sind es lange vor der Geburt liegende Erfahrungen, die ich in meinem Erwachsenenleben ins Gedächtnis zuruckgerufen und noch einmal durchlebt habe und immer wieder durchlebe. Wie viele andere habe ich in einem Zustand völliger subjektiver Klarheit und Gewißheit Ereignisse und Dramen erlebt, die vor der Geburt, vor der Empfängnis und vor der Inkarnation liegen. Bewertet man sie nach ihren eigenen Kriterien, ist diese Erfahrung genau, was sie zu sein scheint. Aber das wissenschaftliche Vernunftdenken akzeptiert diese Kriterien nicht und kann deshalb einem fötalen Organismus nicht einmal im Ansatz mystische Zustände, Visionen und kosmische Dramen und Abenteuer zutrauen.
Können diese beiden scheinbar unvereinbaren Hierarchien der Glaubwürdigkeit nebeneinander bestehen?
Wenn der Deich des Unglaubwürdigen bei der Geburt geborsten ist, strömt die Regression der Erfahrungen herein und durch den Embryonalzustand vorbei am Ner-

vengewebe und weiter zur Keimblase, zur Empfängnis. Ein letzter Deich des Unglaubwürdigen steht bei der Empfängnis, aber wenn die Flut die Empfängnis erreicht hat, wird sie höchstwahrscheinlich auch weiterfließen ... Wenn man bereits die Möglichkeit erwogen hat, daß in einer Zygote kosmisches Bewußtsein wirken könnte, dann ist es nur noch ein winziger Schritt bis zum Tod und zur Auferstehung.

Wie weit ist man bereit zu gehen? John Lilly (1972) spekuliert:

> »Manches von dem Material, das von einem Speicher abgerufen wird, scheint die Eigenschaft zu haben, daß es in der Zeit über die Anfänge dieses Gehirns hinaus zu früheren Gehirnen zurückreicht.« (S. 12)

Wenn das möglich ist, dann muß dieser Speicher, den wir mit uns herumtragen, durch die prä-neurale Vergangenheit unseres Lebens *von Gehirn zu Gehirn* getragen werden.

Wenn die Möglichkeit einer Erfahrung zur Zeit der tatsächlichen Geburt eingeräumt wird, ist die *nächste* Unmöglichkeit, die uns gegenübertritt, die noch groteskere Unmöglichkeit einer Verbindung zwischen dem Zellplasma und Erfahrung *vor* der Entstehung von Nervengewebe.

Warum sollte dieser Punkt so große Bedeutung erlangen?

Als völlig unwahrscheinliche Wesen aus geistvoller Materie oder materiellem Geist können wir das Los entscheiden lassen, was unmöglicher ist als wir selbst, geistlose Materie oder immaterieller Geist. Schon der leichteste Druck genügt, um die Tür zu der Möglichkeit einer nicht körperhaften Erfahrung aufzustoßen. Die Dunkelheit beginnt zu weichen, oder die Verwesung hat wirklich eingesetzt.

Eine von vierzehn Fragen, auf die Buddha mit Schweigen geantwortet haben soll, ist, ob es ein Leben vor oder nach unserem jetzigen Leben gibt. Er soll nicht gesagt haben, warum er nichts sagte. Wer weiß, wer es weiß?

Die durch die Gegenüberstellung von Reinkarnations- und Diskarnationserlebnissen, von biologischen Erinnerungen und objektiven Fakten aufgeworfenen Fragen ziehen die Gedanken in ein Labyrinth der Spekulationen, in dessen Mitte einem Zweifel kommen können, ob es noch einen Ausgang gibt. Aber man mußte ja auch erst hineinkommen.

Der Glaube an einen Zyklus der Reinkarnation ist weltweit. Ganze Kulturkreise sind davon beherrscht worden. Ich kann mir nicht vorstellen, wie der Glaube ohne das tatsächliche Erlebnis hatte aufkommen können. Ohne das Erlebnis hätte ich mir das Erlebnis nicht vorstellen können. Die Frage ist: glaubt man an das Erlebnis? Unsere westliche Kultur schließt in ihren Religionen, ihrer Wissenschaft, ihrer Philosophie und ihrem praktischen Alltagsdenken diesen Zyklus aus ihren Bezugssystemen aus. Dennoch kehrt dieses Erlebnis der Wiederkehr immer wieder.

Überall auf der Welt gibt es viele sachliche Geschichten von vergangenen Leben und ein paar sehr nüchterne objektive Versuche, angebliche Erinnerungen mit der objektiven historischen Wirklichkeit in Übereinstimmung zu bringen, und zweifellos sind einige sehr detaillierte Zusammenhänge hergestellt worden, die unerklärt bleiben, ob sie nun den Ungläubigen oder Skeptiker überzeugen oder nicht.

Es ist fast unmöglich, zu glauben, daß solche Erlebnisse keine Funktion haben. Sie sind keineswegs damit erklärt, daß man sie als die Wahnvorstellungen und Halluzinationen derer abtut, die unfähig sind, in den sicheren Hafen wissenschaftlicher Ernüchterung zu gelangen.

Ich behaupte hier nicht, diese strittigen Fragen beantworten zu können. Es genügt mir, hier die Existenz solcher problematischer Erfahrungen ins Gedächtnis zu rufen und zu fragen, welche Art von Validität – wenn überhaupt – ihnen zugestanden werden kann, objektiv, symbolisch, therapeutisch, historisch, gesellschaftlich, existentiell oder geistig. Unabhängig von der Frage, ob wir sie »glauben« oder nicht, besteht die objektive Tatsache, daß es sich dabei um universale, spontan wiederkehrende Formen und Modi der Erfahrung des menschlichen Daseins handelt. Es genügt nicht, von dieser Tatsache beiläufig Notiz zu nehmen.

Ungeachtet der objektiven Zusammenhänge gehört die Erinnerung an vergangene Leben in einigen Schulen des Buddhismus und anderer göttlicher Lehren zur Grundausbildung. Sie ist ein wesentliches Element vieler esoterischer Kulte. Auch bei Erfahrungen, die unter dem Einfluß von Drogen gemacht werden, ist sie nicht ungewöhnlich. Es gibt Inkarnationstherapeuten, die in der Primärtherapie mit Todes- und Bardo-Erlebnissen arbeiten. Es ist amüsant, daß selbst zeitgenössische Theravada- und Zen-Mönche, die sich mit solchen Dingen so wenig abgeben wie die orthodoxen Lehren im Westen, während der Meditation unaufgefordert in Phasen dieses regressiven Zyklus geraten.

Die Regression im Erleben ist grenzenlos. Sie geht zurück bis zur Geburt, zum intrauterinen Leben und zum prä-uterinen Leben. Phänomenologisch mag diese Regression unseren Genen zurück durch ihre biologische Kontinuität folgen, oder sie folgt dem Verlauf eines Reinkarnationszyklus. Zwischen dem einen und dem anderen Leben mögen beliebig viele Jahre liegen. Bevor wir diesen biologischen und Reinkarnationszyklen, die sich in der menschlichen Erfahrung abspielen, eine sekundäre

Theorie aufdrängen, müssen wir sie erst in Erscheinung treten lassen. (Weil, 1977)

Man braucht eine Erfahrung nicht selbst zu machen, um überzeugt zu sein, daß sie echt oder unecht ist. Wenn man von außen urteilt und sie für unecht hält, kann man nicht sagen, ob einen die Erfahrung, falls man sie je selber machte, nicht umstimmen würde. Dazu müßte man vielleicht erst seine ganze Weltanschauung ändern. Man kann aber unmöglich wissen, ob man sich damit nicht einer Selbsttäuschung hingeben würde. Der Eingeweihte kann nicht mit Sicherheit wissen, daß er mit Sicherheit recht hat. Der Nicht-Eingeweihte kann nicht mit Sicherheit wissen, daß sich der Eingeweihte täuschen läßt.

VII

Jung nimmt sich für die Phänomenologie der vorgeburtlichen Regression – individuell, phylogenetisch, in puncto Reinkarnation – mehr Zeit als Freud. Die objektive Validität spricht er jedoch allen dreien ab.

Wie er zu diesen Fragen steht, erläutert er in seinem Psychologischen Kommentar zu dem von Evans-Wentz herausgegebenen *Tibetanischen Totenbuch:*

> »Man hätte es . . . der Freudschen Psychoanalyse gewünscht, daß sie die sogenannten intrauterinen Erlebnisspuren fröhlich noch weiter zurückverfolgt hätte; sie wäre nämlich bei dieser kühnen Unternehmung über den *Sidpa Bardo* hinaus von hinten in das letzte Kapitel des vorangehenden *Tschönyid Bardo* eingedrungen. Mit dem Rüstzeug unserer biologischen Vorstellungen allerdings wäre einer solchen Unternehmung kein Erfolg beschieden gewesen, denn dazu bedürfte es einer ganz anderen Vorberei-

tung als derjenigen der naturwissenschaftlichen Voraussetzung. Die konsequente Rückwärtsverfolgung hätte ja zum Postulat eines praenatalen Vorlebens, eines richtigen *Bardo*lebens geführt, wenn es möglich gewesen wäre, wenigstens Spuren eines erlebenden Subjektes zu entdecken. Zu mehr als Vermutungen von intrauterinen Erlebnisspuren ist es nicht gekommen, und auch das sogenannte ›Geburtstrauma‹ ist eine solche Binsenwahrheit geblieben, daß es schlechterdings nichts erklärt, so wenig wie die Hypothese, daß das Leben eine Krankheit mit nefaster Prognose sei, denn es ende immer mit einem Todesfall.« (S. LXII)

Doch wenn er sich manchmal auch sehr danach sehnte, beiden Seiten gerecht zu werden (eine feine Sache, wenn es gelingt), so blieb er mit seiner kritischen Meinung grundsätzlich der westlichen Wissenschaft verpflichtet. Wenn er die tief verwurzelte unausrottbare Zweiteilung in psychologische und objektive Realität betrachtete, so spiegelte dieser phänomenologische Dualismus für ihn eine *essentielle* Zweiteilung in der Realität wider, also die Art von Zweiteilung, vor der Whitehead uns warnte.

Jungs Ton im obenstehenden Zitat hat eher den Beigeschmack eines sarkastischen Dogmatismus als den pikanten Reiz selbstkritischer Ironie. Er und Freud und viele andere verlieren ihren Sinn für Humor, wenn sie sehen, wie die westliche Art zu denken den Rückzug auf der ganzen Linie antritt, zurück durch die Welt der kindlich-sexuellen Phantasien in den Mutterleib – wo für ihn das westliche Vernunftdenken an seine Grenzen stößt – und vielleicht noch darüber hinaus. Sie fühlen sich beide berufen, die häufig auf solchen Erfahrungen beruhenden wissenschaftlichen Ketzereien zu ächten.

Es hat etwas Ironisches an sich, daß Jung westliche Spekulationen geringschätzt, die von einem wissenschaftlichen Standpunkt aus nicht annähernd so anstößig sind wie der Text, dem er so viel Achtung entgegenbringt. Diese Achtung wird auch dann nicht geschmälert, wenn er einräumen muß, daß darin unsere Unterscheidung zwischen psychologischer und objektiver Realität – eine Erfindung des westlichen Denkens – völlig fehlt.

6. KAPITEL

Die vorgeburtliche Bindung

I

Die Jungfrau Maria erfuhr vom Engel Gabriel, daß »sie schwanger war von dem heiligen Geist«. Die Neuigkeit, daß sie schwanger sind, erfahren viele Frauen vom Labor. Manchmal scheint die Neuigkeit noch direkter vermittelt zu werden.

Eine Frau notiert in ihrem Traumtagebuch einen Traum, der für sie keinen Sinn ergab und den sie wieder vergaß. Ein Jahr danach, inzwischen Mutter eines drei Monate alten Kindes, stieß sie beim Blättern in ihrem Traumtagebuch auf diesen Traum:

»Ein Stück Kaugummi geht über eine Rolltreppe hinunter in eine Garage.«

Wie sich beim Nachrechnen herausstellte, hatte sie diesen Traum drei oder vier Tage, nachdem sie empfangen hatte. Sie hatte keine bewußte Kenntnis von der Anatomie des inneren Genitalbereichs oder von der Physiologie des Befruchtungsvorganges, doch wer weiß, sie könnte Abbildungen angeschaut und ihre Eindrücke verdrängt haben. Ein Stück Kaugummi, eine Rolltreppe und eine Garage liegen an sich weit auseinander. Zusammengebracht werden sie durch das, was sie zusammenbringen oder, anders ausgedrückt, symbolisieren.

Ein Stück Kaugummi, eine Rolltreppe und eine Garage werden als Komponenten einer logisch zusammenhängenden Geschichte ausschließlich durch die Einheit der embryologischen Situation zusammengebracht. Das Stück Kaugummi ist die Keimblase, die Rolltreppe ist der Eileiter und die Garage die Gebärmutter.

Ihr Traum beschert ihr ein Psychologem, das praktisch eine symbolische Fotografie des Zustandes in einem ihrer Eileiter darstellt, und das alles ohne Wissen ihres bewußten Ichs.
Wir können getrost sagen, daß wir nicht wissen, wie dieser verborgene mikroskopische biologische Vorgang in ihrem Körper, also der Weg eines Keimbläschens durch den Eileiter in die Gebärmutter, so übersetzt wird, daß in ihrem Traum ein Stück Kaugummi über eine Rolltreppe in eine Garage hinuntergeht.
Ein vom Bewußtsein nicht registrierter Vorgang wird auf Wegen und mit Mitteln, die wir nicht kennen, an einen Traum und durch den Traum an das wache Bewußtsein weitergegeben. Es muß irgendeinen Vermittlungsprozeß geben, einen Verbindungsweg zwischen dem Vorbild im Embryologem und dem Traum.*

II

Nach den Worten des Kardiologen und Psychiaters Schneider (1956) kann ein Traum ein »praktisch unfehlbarer Hinweis auf eine Schwangerschaft und einen lebensfähigen Fötus« sein.
Eine junge verheiratete Frau, bei der die Periode ausgeblieben ist, berichtet, sie habe von einer offenen Schuhschachtel geträumt. Ein schnurrendes lebhaftes Kätzchen mit einer rosaroten Schleife um den Hals sei in die Schachtel gesprungen.

* Es hat keinen Sinn, nach der Art von Freud, Jones, Rank, Fodor, Róheim, Winnicott und anderen, diesen Eintrittstraum als Umkehrung eines Austrittstraums zu deuten.

»Sofort begannen die Seitenteile der Schuhschachtel, sich ganz von selbst über das Kätzchen zu legen, und dann produzierten sie offenbar einen Reißverschluß, der automatisch die Schuhschachtel fest verschloß, und ich konnte spüren, wie das verängstigte Kätzchen gegen die Seiten der Schachtel anstürmte.« (S. 37)

Seine Deutung des Traumes besagte, daß sie schwanger sei, und das bestätigte sich dann auch.

Schneider hält solche Eintrittsträume unter solchen Umständen für Träume von der tatsächlichen Nidation. In diesem Fall erinnert er an die Entwicklung des Embryoherzens und meint, der automatische Reißverschluß stelle den Vorläufer des Herzens dar. »Jeder kleine Zahn des Reißverschlusses« verkörpere sowohl »die sehr raschen Schläge der zwei embryonalen Arterien, die zu beiden Seiten der Medianlinie dicht nebeneinanderliegen«, als auch »die tatsächliche Einführung des fundamentalen Belebungsprozesses (Schrittmacher und Synchronisator für Herz und Atmung), durch den diese pochenden Arterien sich am Ende vereinigen, dicker werden, sich zusammenrollen und vom Hals des Fötus nach unten wandern, um das Herz zu werden«. (S. 38)

Schneiders Deutung greift einen strategischen Kontrollpunkt der Möglichkeit an. Er fordert uns auf, an die Möglichkeit zu glauben, daß eine Frau einen Traum haben kann, der nicht nur heikle, komplizierte, embryonale, somatische Prozesse schildert, die sich in einem drei Wochen alten Embryo in ihrer Gebärmutter abspielen und von denen sie bewußt nicht die leiseste Ahnung hat, sondern der auch noch embryonale Gefühle schildert. Wenn man einräumt, daß eine solche Übertragung möglich ist, dann sind all die Zusammenhänge einleuchtend, die Schneider darstellt. Aber unter dem Zeichen der Objektivität ist es sehr schwierig, sich eine solche Möglichkeit überhaupt erst vorzustellen. Wenn einem das gelingt, wird Schneiders Hypothese sofort plausibel, ja fast unwiderstehlich. Wäre sie möglich, könnte man sich nur schwer eine plausiblere Deutung vorstellen. Kann der Traum stimmen? Ist es möglich, daß wir im Alter von drei Wochen schon etwas empfinden können? Konnte ihr Kätzchen in ihrer Chorion-Schachtel verängstigt sein? Man muß sich einmal überlegen, wie viele Kernbegriffe geopfert werden müssen, um eine solche Möglichkeit zuzugestehen! Wenn ein drei Wochen alter Embryo Angst haben kann, kann dann ein Keimbläschen etwas empfinden? Oder eine Zygote? Und wieder die Frage: wo wird das enden?

Ist es möglich, daß Mutter und Embryo auf irgendeine telepathische transpersonale Art Verbindung miteinander aufnehmen können?

Die Welt ist voller Geschichten, die davon erzählen. Warum, wenn es so weit verbreitet ist, gilt es als so paranormal? Die objektive Denkweise kann es als Geschichte zulassen. Die Möglichkeit anzuerkennen, daß es eine Tatsache sein könnte, hieße für manche, die Realität zu zerstören, während für andere diejenigen die Realität zerstören, die diese Möglichkeit abstreiten.

Sie ist ein Produkt der kulturellen Realität, die ihre Realität zerstören würde.

Ehrenwald (1978) schreibt: »Die Menschen im Westen und ihre Kultur sind so programmiert, daß die Wiederkehr ... der Telepathie und verwandter Erscheinungen verhindert und, wenn nötig, mit allen Mitteln gesellschaftlicher Mißbilligung und Ächtung bestraft wird ... Die Nichtanerkennung und Zurückweisung des telepathischen Faktors«, von einem pränatalen Zeitpunkt an, »ist in unserer Kultur obligatorisch geworden.« (S. 25)

Solange wir so sind, wie wir sind, ist es vielleicht ganz gut, wenn wir diese Erscheinungen zurückweisen und nicht anerkennen. Es wäre besser, sie völlig zu übergehen, als sie mit allen Mitteln, die unser klinisches Wissen uns zur Verfügung stellt, zu strafen und zu ächten. Doch selbst Bestrafung und Ächtung sind wohl vergleichsweise harmlos, gemessen an den raffinierteren Methoden der Kontrolle und Manipulation, die die einzige Aussicht sind, wenn erst die objektive Wissenschaft anfängt, einen derartigen »Unsinn« ernst zu nehmen.

Nur wenige der Eintrittsträume und -phantasien, die in der Literatur über Vorgänge während der Schwangerschaft erwähnt werden, stammen tatsächlich von schwangeren Frauen. Allerdings betont Schneider (1956), daß nach seiner klinischen Erfahrung Eintrittsträume im allgemeinen eine Schwangerschaft ankündigen.

Solche Träume, die von Frauen kurz nach der Befruchtung geträumt werden, lassen darauf schließen, daß wir von Vorgängen träumen können, die wir uns nie hätten träumen lassen. Denn meines Wissens gibt es keine Sammlung verläßlicher und präzise datierter Träume aus den Wochen nach der Empfängnis. Wenn aber in einem Traum eine Maus in einem Loch verschwindet, oder wenn er oder sie ein Zimmer betreten, dann ist es tendenziös, mit Rank, Fodor, Peerbolte und anderen anzunehmen, es handle sich dabei um eine »Zurück-in-den-Mutterleib«-Phantasie oder gar um eine pränatale Erinnerung.

Stellen wir uns trotzdem kurz die Möglichkeit vor, die sich in dem Augenblick ergibt, da wir die mit Möglichkeiten gefüllte Büchse der Pandora auch nur ein klein wenig öffnen. Auf eine Weise, die psychisch genannt zu werden verdient, registrieren und erleben wir alles, was uns zustößt. Embryos sind telepathisch mit Müttern verbunden. Diese Verbindung schwindet gewöhnlich nach der Geburt. Die Kontinuität des lebenserhaltenden Systems von Nabelschnur und Plazenta in der Gebärmutter wird dadurch gewahrt, daß zwischen Säugling und Mutter eine nie unterbrochene Bindung besteht, nun eben zwischen Augenpaar und Augenpaar, Haut und Haut, Brust – Brustwarze – Mund. Es geht also nicht so sehr darum, nach der Geburt eine Verbindung herzustellen, als vielmehr darum, den Faden der Kontinuität aus der Zeit vor der Geburt nicht zu verlieren.

Die durchtrennte Nabelschnur kann als ein Symbol der Unmöglichkeit gelten, eine duale Einheit wiederherzustellen, die ihrerseits durch die vorher bestens funktionierende, unversehrte Nabelschnur symbolisiert wird. Der Schnitt ist nicht rückgängig zu machen.

Nach der Durchtrennung der Nabelschnur und des Blutkreislaufs bleibt der abgeschnittene Rest zurück. Es ist etwas geschehen, das mit einer Kastrierung verwechselt werden könnte. Das Gefühl, für immer abgeschnitten worden zu sein, kann vorübergehend dadurch etwas gemildert werden, daß durch den Penis in der Vagina eine Art Nabelschnurverbindung hergestellt wird. Wir sind wieder eine Einheit. Es ist alles wieder gut.

Zweiter Teil

Das feine Entzücken, das Gedanken zeugt; der starke
Reiz, wie eine Stichflamme lebendig und scharf,
Atmet einmal und, erloschen schneller als er kam,
Verläßt er doch den Geist als Mutter unsterblichen Gesangs.
Neun Monate, nein Jahre, neun Jahre lang
Trägt sie, nährt sie, hegt und pflegt das gleiche:
Als Witwe eines verlorenen Einblicks lebt sie, mit einem Ziel,
Das sie jetzt kennt, mit einer Hand am Werk, die niemals irrt.
Süßes Feuer, Herr der Muse, meine Seele braucht das;
Ich verlange nach dieser Ekstase, der Inspiration.
Oh, wenn du also in meinen zögernden Zeilen
Den Schwung, den Flug, den Jubel, die Schöpfung vermißt,
Gibt meine Winterwelt, die dieses Glück jetzt kaum atmet,
Dir, mit manchem Seufzer, unsere Erklärung

Gerald Manley Hopkins

7. KAPITEL

Embryologeme, Psychologeme, Mythologeme

I

Wir zerlegen die Realität in innere-psychologische und in äußere-objektive Teilstücke, und wir können nur hoffen, daß uns die Realität den Gefallen tut, mit dieser Aufteilung übereinzustimmen. Doch das Gegenteil tritt ein. Weder die subjektiven noch die objektiven Teilstükke halten sich an die getrennten Bereiche, die wir ihnen zuteilen. Sie sind ohne und für das jeweils andere immer unmöglich. Die Bedingungen für die Möglichkeiten beider müssen jedem von ihnen vorangehen und zwischen ihnen, hinter ihnen und außerhalb von ihnen existieren.

Was wir uns ansehen wollen, sind Strukturen in der Embryologie (Embryologeme), im menschlichen Geist (Psychologeme) und in Mythen (Mythologeme).

Wir werden uns Embryologeme, Psychologeme und Mythologeme ansehen. Ich werde in diesen Bereichen einige Strukturen aufzeigen, die in unserem Körper, in unserem Geist und in mythischen Ritualen ausgedrückt scheinen.

In jedem Fall hat die Struktur in den Strukturen, die *Allgemein*struktur, das Thema in all den Variationen, keinen eigenen Namen.

Die Strukturen, mit denen wir uns befassen werden, sind nicht obskur, ja es sind bekannte Gemeinplätze in der Embryologie, Psychologie und Anthropologie vom Mythos und Ritual.

Es ist immer noch kein Gemeinplatz, festzustellen, daß zwischen einer bekannten embryologischen Strukturenfolge, zum Beispiel den Verwandlungen des Verhältnisses vom Embryo zum Trophoblast, und psychologischen und mythologischen Strukturenfolgen eine formale Ähnlichkeit besteht. Wir werden versuchen, einige der allen Bereichen gemeinsamen Morpheme oder formalen Faktoren herauszustellen.

Wir werden mit unseren Überlegungen nicht weit kommen, wenn wir uns nicht darauf einigen, daß die fragliche Struktur in jedem Bereich anzutreffen ist. Ich habe mich auf solche Beispiele beschränkt, bei denen man – das hoffe ich jedenfalls – einhellig der Meinung sein wird, daß die Struktur tatsächlich *da* ist, und zwar auf eine gewöhnliche, gemeinverständliche Weise, nicht projiziert auf einen Tintenklecks.

Wir werden dadurch in Verlegenheit geraten, daß es für die den verschiedenen Bereichen gemeinsame Struktur keine Bezeichnung gibt, wohl aber für die einzelnen Konfigurationen in diesen verschiedenen Bereichen. Es gibt eine Nabelstruktur und die Struktur des Caduceus. Wir haben eine Bezeichnung für jede von ihnen, nicht aber für das, was durch sie sichtbar wird. Diese Bezeichnung für die gemeinsame Struktur muß möglicherweise von einer der Einzelstrukturen übernommen werden. Ein Teil aus einem biologischen, psychologischen oder mythologischen Ganzen gibt dann einer anderen Kategorie seinen Namen. Dies scheint ein erlaubter Notbehelf, solange wir nicht vergessen, daß es eben das ist.

Ein Ganzes mag seinen Namen von einem seiner Teile beziehen. Aber es erleichtert das Leben nicht gerade, wenn man »Farbe an sich« mit einer Einzelfarbe bezeichnen muß.

Eine Molekularstruktur mag in einem Traum erscheinen.

Eine Struktur in einem Traum kann morphologisch das gleiche sein wie eine physiologische Struktur. Eine physiologische Struktur kann sehr viel Ähnlichkeit mit einer sozialen Struktur haben.

René Thom kann eine mathematische Unstetigkeit eine Nabel- oder Schmetterlingskatastrophe nennen, ohne zu implizieren, daß Nabelschnüre oder Schmetterlinge die Prototypen der durch sie illustrierten Strukturen sind.

Wenn wir Formen, Verwandlungen und Abläufe in der Embryologie, im gegenwärtigen Erleben und anderswo vergleichen, einander gegenüberstellen und aufeinander beziehen, müssen wir uns einfach fragen, wie ihre Ähnlichkeiten zu erklären sind.

Wir werden gelegentlich das Vokabular der Embryologie für Strukturen von Vorgängen in den Bereichen der Mythologie und Psychologie verwenden; dabei dürfen wir uns nicht verlocken lassen, einen direkten Zusammenhang zwischen embryologischen, psychologischen und mythologischen Vorgängen anzunehmen, nur weil sie manchmal ähnliche Strukturen aufweisen und – was vielleicht besonders bemerkenswert ist – weil die gleichen *Sequenzen* von Strukturverwandlungen pränatal und postnatal, physisch und geistig zu erkennen sind.

Wir haben nun schon einige der an dieser Stelle fälligen Überlegungen angesprochen und angedeutet, was bei diesen Fragen auf dem Spiel steht.

Wir hoffen, auch der entgegengesetzten Versuchung widerstehen zu können und nicht voreilig das endgültige Urteil zu fällen, daß es solche Verbindungen zwischen den einzelnen Bereichen gar nicht geben *kann.*

II

Viele Leute haben embryologische und intrauterine Formen, Inhalte und Abläufe im psychologischen Leben und in Mythen erfahren und beobachtet.

Zum größten Teil waren die aufgefallenen Entsprechungen allgemeiner Natur – etwa der Art, daß die Gebärmutter als eine Welt und die Welt als eine Gebärmutter gesehen wurde –, und sie hatten noch keinen ernsthaften Einfluß auf die weitverbreitete Tendenz, die biologische Tatsache zu vernachlässigen, daß unser Leben mit der Empfängnis beginnt, so wie ja auch eine Idee erst »empfangen« werden muß, ehe sie geboren werden kann.

In pränatale Formen gekleidete Erfahrungen und Verhaltensweisen gibt es, individuell und kollektiv, unter gewöhnlichen Leuten von heute und nicht nur unter denen, die sich in einer besonderen Phase intrauteriner Regression befinden und deren Erfahrungen oft als ein tatsächliches Wiedererleben einer tatsächlichen pränatalen Situation angesehen werden. Um es zu wiederholen: pränatale Begriffe werden auf postnatale Gefühle, Phantasien und Verhaltensweisen angewandt, ohne daß damit die Frage entschieden wäre, ob sie nun von tatsächlichen pränatalen Vorgängen abhängig sind oder nicht. Die Überzeugung oder Theorie von einer solchen Abhängigkeit wird durch diese bildlichen Beschreibungen nicht bekräftigt. Ob man wirklich und tatsächlich noch einmal erleben kann, was man wirklich und tatsächlich erlebt hat, bevor man geboren wurde – diese Frage bleibt offen.

Pränatale Strukturen erscheinen im postnatalen Leben. Diese pränatalen Strukturen erscheinen immer wieder in Träumen, Phantasien, Gefühlen, im Schema und Vorstellungsbild vom Körper, in Visionen, in den ganz alltäglichen Bewußtseinszuständen.

Obwohl etliche Leute die Allgegenwart dieser Strukturen erkannt haben, ist ihnen noch in keiner systematischen modernen Theorie vom Menschen ein Platz eingeräumt worden.

Das Vokabular für diese Strukturen in der Psychologie und Mythologie ist sehr uneinheitlich. Doch die embryologischen Formen und Abläufe, denen sie so sehr ähneln, sind schon auf eine einheitliche, geordnete und systematische Weise beschrieben, in einer Terminologie, die auf der ganzen Welt akzeptiert wird und die sich so weit gefestigt zu haben scheint, daß sie wohl bleiben wird. Sie scheinen in der Lage, uns eine gebrauchsfertige weitreichende Metapher zu liefern.

Unser embryologisches Selbst ist eine unserer eigenen Metaphern.

Mir wäre lieber, ein Bereich unserer Erfahrung diente als Metapher für einen anderen, als daß wir die notwendige Terminologie von abstrusen Systemen wie der Alchimie beziehen oder eine weitere Fachsprache aus hochtrabenden Neologismen erfinden müssen.

Wenn wir einige Psychologeme mit dem Namen von formal einigermaßen analogen Embryologemen benennen, müssen wir aufpassen, daß wir uns nicht unmerklich und drastisch selber benebeln und uns so täuschen lassen, daß wir glauben, eine formale Analogie verrate bereits eine tatsächliche reale dynamische Verbindung zwischen der embryologischen Realität und der psychologischen Realität des Erwachsenenlebens, wobei psychologische Strukturen irgendwie von realen embryologischen Vorgängen ausgelöst und geformt und strukturiert werden könnten; allerdings legt allein schon die Existenz embryologisch-psychologischer Entsprechungen die Vermutung nahe, daß reale embryologische Vorgänge in unserem Leben notwendig zu ihrer Entstehung beitragen.

Wir behaupten nicht, daß, wenn zum Beispiel die Struktur einer Kugel in der Materie und im Geist auftaucht, die Struktur in einer Kugel die Struktur in der anderen festlegt; wir sagen zunächst einmal nur, daß unser Leben von der Empfängnis bis zum Tod eine Einheit darstellt, die viele Variationen eines Themas umfaßt, das seinerseits sie umfaßt. Es gibt keinen Grund, warum nicht in jedem beliebigen – embryologischen, psychologischen, physischen, geistigen – Aspekt dieser Einheit ähnliche Strukturen vorkommen sollten.

8. KAPITEL

Duale Einheit

I

Pränatale Strukturen tauchen im postnatalen Leben in vielen Variationen auf, und sie rücken aus verschiedenen Perspektiven ins Blickfeld.

In den 50er Jahren sah ich öfter jemanden in einer Gummizelle, am Boden zusammengerollt, nackt, gleichgültig oder in Abwehrhaltung gegen äußere Reize, gegen das angebotene Essen, mit einem Schlauch ernährt, im eigenen Kot liegend. Der Vergleich mit einem Fötus im Uterus, komplett mit Nabelschnur (Schlauch) und Plazenta (Trichter), ist so zwingend, daß der wirklich anschauliche Begriff der intrauterinen Regression zur Charakterisierung dieser Struktur gebraucht wird. Aber was bedeutet das? Eine Frage, die noch niemand – jedenfalls nicht völlig zufriedenstellend – beantwortet hat.

Hier möchte ich auf einige dieser Fötus-Nabelschnur-Plazenta-Uterus-Formen eingehen, wie sie in alten Mythen und modernen Erfahrungen – oft ohne dramatische Regression – im alltäglichen Verhalten vorkommen.

Embryo-Götter waren in den Mythen der Antike ein vertrautes Thema (Briffault 1927, Needham 1959).

Huxley (1979) befaßt sich mit dem Goldenen Embryo und verwandten Themen und schreibt in diesem Zusammenhang: »Wir haben es hier sicherlich mit einer Vision vom embryologischen Leben zu tun.« (S. 28 und 29)

Das Biologische und Mythologische stimmen so sehr überein, daß sie beinahe verschmelzen. Die uterine Ökologie geht im Land der Fortpflanzung auf, wo ein Nabel-Plazenta-Baum wächst, der Humbaba gehört, dem Embryo-Herrn des Zedernwaldes.

> »Gilgamesch und sein Gefährte Enkidu führen dadurch sein Ende herbei, daß sie seinen größten Baum fällen, in dem er gelebt haben muß. Das Merkwürdige an ihm ist jedoch, daß er auch Festung der Eingeweide genannt wurde – ein Titel, der ohne weiteres zu Waruna passen würde – und daß er ein aus ihnen bestehendes Gesicht hatte. Außerdem wird Humbaba von manchen als der Wasserhund des Prokyon im Sternbild des Kleinen Hundes identifiziert. Verständlicher wird das alles durch mittel- und südamerikanische Mythen, die von einem urtümlichen Wasserbaum sprechen, der den Samen alles Lebens auf seinen Zweigen trug und der, als er gefällt wurde, die große Flut über die Erde brachte. Das läßt daran denken, daß der in der Festung der Eingeweide wachsende Wasserbaum die Form einer Nabelschnur hat, mit einem Goldenen Embryo am einen und dem Lotosblatt einer Plazenta am anderen Ende.« (S. 22)

Eine solche mythologische Embryologie oder embryologische Mythologie hat der wissenschaftlichen Embryologie bisher nichts anbieten können. Nach Needham (op. cit.) hat keine mythologische Vision vom Leben des Embryos dem wissenschaftlichen Embryologen irgendwie weitergeholfen.

Die wissenschaftliche Embryologie hat aus der Mythologie, aus embryologischen Visionen, aus theologischen Lehrsystemen oder gnostischer Spekulation keinen Nutzen gezogen, und diese Gebiete scheinen umgekehrt auch von der wissenschaftlichen Embryologie nichts gelernt zu haben.

Die Häufigkeit embryologischer Vorstellungsbilder im Inhalt von Mythen und Phantasien ist kein Nachweis da-

für, daß ein inneres Wissen vom intrauterinen Dasein möglich ist.
Fruchtblase und Fruchtwasser, Nabelschnur und Plazenta, Fötus, Uterus und Vagina – sie alle sind makroskopische postnatale Objekte.
Sie können wie alle anderen postnatalen Objekte als Teil der Brikolage in mythische Abläufe gezwungen werden.
Tatsächlich werden embryologische Strukturen im postnatalen Leben gewöhnlich nicht durch einen embryologischen Inhalt ausgedrückt. Häufiger werden sie in postnatale Bilder gefaßt, so etwa wenn der Mond (Plazenta) durch eine Silberschnur (Nabel) mit einem Schamanen (Fötus) verbunden wird.

II

Sehen wir uns die Struktur der dualen Einheit an, wie sie sich als die biologische Struktur unseres intrauterinen Selbst (Embryo-Trophoblast, Fötus – Nabelschnur – Plazenta) in Mythen und im alltäglichen Erleben präsentiert.
James George Frazer bringt im 1. Band seines *Goldenen Zweigs* eine ausgedehnte Darstellung der Überzeugungen und Bräuche, die mit Nabelschnur und Plazenta zu tun haben,* besonders im Hinblick darauf, daß sie – so Frazer – nach allgemeiner Überzeugung mit dem Körper sympathetisch vereinigt bleiben, auch wenn keine physische Verbindung mehr besteht.

* Anthropologen haben uns berichtet, wie wichtig die Plazenta für viele Menschen ist. So sah sich Sheila Kitzinger (1980) zu der Klage veranlaßt:

»So bildet der Aberglaube, der sich mit der Nachgeburt, dem Mutterkuchen und in geringerem Maße mit der Nabelschnur verbindet, eine bemerkenswerte Parallele zu der weitverbreiteten Lehre von der verpflanzbaren oder äußeren Seele und den sich darauf gründenden Gewohnheiten. *Daher dürfte es kaum voreilig erscheinen zu mutmaßen, daß diese Ähnlichkeit kein bloß zufälliges Zusammentreffen ist, sondern wir vielmehr in der Nachgeburt oder dem Mutterkuchen eine (nicht unbedingt die einzige) physische Grundlage für die Theorie und Praxis der äußeren Seele haben.*« (S. 58 der deutschen Ausgabe. Hervorhebung R. D. L.)

Freud (1974) nahm Frazers Gedanken 1911 in einem Brief an Jung auf. Auch wenn man, sagt er, Jungs Deutung von Gilgamesch und Enkidu »als Mensch und grobe Sinnlichkeit« nicht bestreite,

»... so fällt doch auf, daß die Bildung eines solchen Paares, aus einem vornehmeren und einem gemeine-

»Von Anthropologen wird über Geburten nicht viel berichtet – möglicherweise liegt das daran, daß es sich dabei gewöhnlich um Männer handelt und es ihnen verwehrt ist, den Ritualen um die Geburt herum beizuwohnen. Sie haben jedoch so ausführlich über die Verwendung der Plazenta berichtet, daß man leicht glauben könnte, dieses sei eines der wichtigsten Rituale bei Geburten in primitiven oder agrarischen Gesellschaften. Man kann vermuten, daß der männliche Anthropologe, der bei der Geburt nicht dabei sein darf, draußen vor der Geburtshütte auf den Moment wartet, wenn jemand mit der Plazenta auftaucht und er seinen Aufzeichnungen endlich einige nützliche Bemerkungen hinzufügen kann.« (S. 113–114)

Im Gegensatz dazu haben Psychologen und Psychologinnen mit wenigen Ausnahmen bisher kaum etwas über die Plazenta zu sagen gehabt, und bei den herrschenden Geburtspraktiken könnten Anthropologen beiderlei Geschlechts nur berichten, daß sie ganz und gar nicht feierlich in den Abfalleimer geworfen wird.

ren Teil bestehend (meist Brüder), ein ständiges Motiv der Sagen- und Literaturgeschichte ist. Der letzte große Ausläufer des Typus ist Don Quijote mit seinem Sancho Pansa (direkt: Wanst). Aber von mythologischen Gestaltungen gehören hierher, auf den ersten Wurf, die Dioskuren (einer sterblich, einer unsterblich) und so viele Brüder- und Zwillingspaare, als deren Muster Romulus und Remus gelten sollen. Immer ist einer der schwächere und stirbt früher als der andere. Dies uralte Motiv vom ungleichen Brüderpaar hat also im *Gilgamesch* zur Darstellung des Verhältnisses eines Menschen zu seiner Libido gedient.

Diese alten Motive werden fortwährend umgedeutet (meinetwegen endlich auch ins Astronomische); aber woher stammen sie uranfänglich?

Für das in Rede stehende Motiv ist es nicht schwer zu sagen. Der schwächere Zwillingsbruder, der früher stirbt, ist die *Placenta*, die Nachgeburt, einfach auf die Tatsache hin, daß sie regelmäßig mit dem Kind von derselben Mutter geboren wird. Diese Deutung fanden wir vor Monaten bereits bei einem der ΨA ganz unkundigen modernen Mythologen, der also einmal seine Wissenschaft vergaß und darum eine gute Idee hatte. Aber bei Frazer, *Golden Bough*, vol. I, kann man nachlesen, bei wieviel primitiven Völkern, heute noch die Nachgeburt der *Bruder* (Schwester) oder der *Zwilling* heißt, entsprechend behandelt, genährt und erhalten wird, was natürlich nicht lange angeht. Wenn es ein phylogenetisches Gedächtnis des Individuums gibt, was leider bald nicht zu leugnen sein wird, so ist das *Unheimliche* des ›Doppelgängers‹ auch dieser Herkunft.

Ich wollte Sie also nur damit überraschen, daß ganz

> im Grunde Enkidu die ›Nachgeburt‹ von Gilgamesch ist. Es gibt da noch allerlei Ahnungen und Zusammenhänge. Schade, daß wir nur in solcher Technik gemeinsam arbeiten können.« (S. 495–496)

Frazer ist vielleicht vorsichtiger als Freud. Er geht nicht so weit, zu sagen, die Theorie und Praxis der außerhalb des Körpers befindlichen Seele stamme »uranfänglich« von der Plazenta, sondern spricht lediglich von einer physischen Grundlage, nicht unbedingt der einzigen.

Trotz dieser feinen Unterschiede scheinen ihre Ansichten so gut zu harmonieren, daß wir die Bemerkungen Frazers und Freuds zu einer Theorie verdichten können, einer Frazer-Freud-Theorie von der Übereinstimmung zwischen der Fötus-Nabelschnur-Plazenta-Struktur und der vieler Mythologeme und Psychologeme. Wie es zu dieser formalen Entsprechung kommt, das steht auf einem anderen Blatt.

Auf der ersten Ebene (der Ebene, auf der ich hier argumentiere) sind wir auf der Ebene vergleichender phänomenologischer dynamischer Topologien. Jede ist eine vorzügliche Metapher der anderen. In jeder spiegelt sich die gleiche Struktur.

In der Erwiderung auf Freuds Brief (op. cit.) spricht Jung von der Vermutung, daß

> ». . . die sog. ›frühen Kindheitserinnerungen‹ gar keine Individualerinnerungen sind, sondern phylogenetische. Ich meine natürlich die *ganz frühen* Reminiszenzen wie Geburt, Saugen etc. Es gibt Dinge, die sich nur *intrauterin* erklären lassen: ein gut Stück Wassersymbolik, dann die Umschlingungen und Umflechtungen, die mit merkwürdigen Hautgefühlen verknüpft zu sein scheinen (Nabelschnur und Amnionumwicklung). Mein Agathli hat jetzt nämlich solche Träume, die ganz verwandt sind gewissen Ne-

ger-Geburtsmythen, wo ebenfalls diese Umflechtungen mit schleimigem Zeug stattfinden. Ich glaube, man wird später sehen, daß unglaublich viel mehr Dinge, als wir jetzt annehmen, phylogenetische Reminiszenzen sind.« (S. 496–497)

Für Jung, wie für Freud, gibt es damals Dinge, deren einzige Erklärung *intrauterin* ist – aber intrauterin nur in einem phylogenetischen Sinn. Für Jung und für Freud konnten es keine ontogenetischen Erinnerungen sein, da Ei- und Samenzellen, Zygoten, Keimblasen, Embryos, Fötusse und Neugeborene zu jung sind, als daß sie sich an das erinnern könnten, was mit ihnen geschieht. Wenn also Erwachsene überzeugt sind, daß sie diese ihrem Wesen nach unwiderrufliche Phase ihres Lebenszyklus noch einmal durchleben, dann projizieren sie phylogenetische Strukturen auf das pränatale Leben, Strukturen, nach denen einige existentielle Dramen des postnatalen Lebens geformt sind.

Solche existentielle Dramen und »unglaublich viel mehr Dinge, als wir jetzt annehmen« haben eine formale Ähnlichkeit mit pränatalen Strukturen, aber diese Ähnlichkeit scheint eher selber einer Erklärung zu bedürfen, als diese Erklärung schon zu sein.

McGuire (1974) berichtet, Jung habe in der 1912 veröffentlichten ersten Auflage von *Symbole und Wandlungen der Libido* geschrieben:

»Herr Professor Freud hat mir freundlichst mitgeteilt, daß eine weitere Determinante für das Motiv der ungleichen Brüder in der elementaren Beobachtung der Geburt und Nachgeburt zu finden sei. Es ist eine exotische Sitte, die Plazenta wie ein Kind zu behandeln!« (S. 496 n)

Seine endgültige Aussage zu diesem Thema steht in seiner letzten Überarbeitung des Buches von 1952:

»Es ist nicht unwahrscheinlich, daß das Motiv der beiden ungleichen Brüder mit der bekannten primitiven Vorstellung zusammenhängt, wonach die *Placenta* der Zwillingsbruder des Neugeborenen ist.« (Jung, 1952, S. 406)

Hier scheint Jung zu der unkomplizierten, nüchternen Erklärung zurückzukehren. Wir sehen das Ganze von außen: Fötus und Plazenta erinnern uns an Zwillinge oder Liebhaber. So einfach ist das.

Neuerdings hat Hillman (1975) das Thema aufgegriffen:

»Die Selbst-Teilung oder das geteilte Selbst der modernen Psychiatrie ist die Grundbedingung und nicht etwa ein Resultat, ein Fehler oder ein Zufall. Die Selbst-Teilung ist nicht aufzuheben oder zu heilen, sondern durch einen Archetypus zu spiegeln, der das Bewußtsein in die Bedeutung der Pathologie einführt. Das ungleiche, asymmetrische Paar von Samothraki sagt aus, daß kein Individuum eines Herzens und eines Sinnes ist, eins mit sich selbst und eine Einheit mit den Göttern. Diese Initiation macht uns nicht zu einer Ganzheit; vielmehr macht sie uns klar, daß wir stets eine Syzygie mit einer anderen Figur bilden . . .« (S. 60–61)

Er wagt sich jedoch nicht an einen Vergleich zwischen der Syzygie der dualen Einheit des Selbst und der Syzygie der dualen Einheit unseres intrauterinen Organismus.

Der Vergleich ist zumindest möglich. Er stellt kein unlösbares Rätsel dar, keine beunruhigende Herausforderung an unsere Vorstellungskraft – im Gegensatz etwa zur Frazer-Freud-Theorie, nach der das embryologische Biologem eine physische »Basis« für formal ähnliche Mythologeme liefert.

Sehr viele embryologische Strukturen und Umwandlungen gleichen, das ist keine Frage, Strukturen in der Alchimie, Mythologie, in Erwachsenenträumen, Gedanken, Gefühlen, Phantasien, Handlungen, Ritualen und Dramen. Sind wir denn nun aufgefordert, einen Bereich als die »Basis« der anderen auszuwählen? Warum sollte es uns auch nur im geringsten sinnvoller erscheinen, von der somatischen Basis für einen Mythos zu reden, als von der mythischen Basis einer somatischen Struktur?

Stellt irgend etwas »die Basis« im Sinne eines Auslösers dar, vergleichbar einem Ton, der ein Echo auslöst? Gibt es eine tatsächliche Aufzeichnung unserer tatsächlichen pränatalen oder natalen Ontogenese, die »eine Basis« für solche Mythologeme und Psychologeme ist? Auf welche Weise kann eine somatische Form eine »ursprüngliche« Quelle für eine psychologische Form sein? Was dient beiden als Schablone?

Ist es irgendein pränatables Input, das Mythologeme oder Psychologeme bestimmt, bedingt oder veranlaßt? Was sagt die metaphorische Eignung pränataler und perinataler Biologeme für eine bestimmte Erfahrung eines Erwachsenen aus? Welche Verbindungen gibt es zwischen den somatischen Formen, die wir im Verlauf unserer eigenen Verwandlungen durchlebten, und späteren dynamischen organischen – jedoch somatischen – Formen, nach denen geistige, mentale und emotionale bildliche Erfahrungen und Verhaltensmuster geformt sein können?

Es gibt mehrere vorstellbare Arten von Verbindungen zwischen solchen embryologischen, mythischen und erfahrungsmäßigen Strukturen. Man kann die Ansicht vertreten, daß wir postnatalen Wesen, die von außen auf den intrauterinen Organismus im Mutterleib blicken, in ihm Analogien zu einigen Situationen sehen, wie wir sie im postnatalen Leben erfahren haben. Eine weitergehende Verbindung gibt es nicht. Aber das erklärt weder das Vorhandensein der Analogie noch die mikroskopisch-kosmogonischen Entsprechungen.

Es ist offenbar nicht so, daß die affektive Nabel-Caduceus-Plazenta-Struktur im Erleben des Erwachsenen speziell von postnatalen Eindrücken pränataler embryologischer oder perinataler Vorgänge veranlaßt, ausgelöst oder hervorgebracht wird. Andernfalls müßten solche affektiven Strukturen das besondere Privileg von Geburtshelfern, Hebammen und Embryologen sein, die diese biologischen Formen Tag für Tag vor Augen haben. Uns ist jedoch nicht bekannt geworden, daß sie mehr als andere geneigt sind, sich durch die Augen ihres Gegenüber rotierend davonzumachen oder auf Regenbogen oder Silberschnüren zu wandeln.

Mythische Situationen entsprachen mikroskopischen Strukturen schon lange, bevor das Mikroskop eine solche Entsprechung enthüllte. Überdies gab es nicht die Vorstellung, daß solche mythischen Strukturen unseren Formen am ultravisuellen Beginn unseres eigenen Lebenszyklus entsprechen.

Befassen wir uns nun eingehender mit einigen der tatsächlichen, von Männern und Frauen in unseren Tagen gemachten Erfahrungen, ohne die es diese Diskussion gar nicht erst geben würde. Tausende von Geschichten, die zwischen Brasilien und Neuseeland und zwischen Los Angeles und Rom kursieren, erzählen von Leuten, die sich ganz deutlich an ihre reale biologische Geburt erinnern, sie noch einmal darstellten und durchlebten, in irgendeiner der vielen Versionen dessen, was man im weitesten Sinne als Erfahrungstherapie bezeichnen könnte. Sehr oft handelt es sich bei diesen Leuten um gelernte Therapeuten.

So erzählt beispielsweise Lake (1978) die Geschichte von

> »... einer Kinderärztin, die zur Kinderpsychiatrie übergewechselt war. Sie konnte nie im Kreißsaal bleiben, wenn ein Kind geboren wurde – sie mußte hinausgehen. Als sie ihre Geburt noch einmal durchlebte, löste sich offenbar – wie bei ihrer tatsächlichen Geburt – die Plazenta und kam unmittelbar nach ihr aus dem Mutterleib. Da lag sie nun in ihrem eigenen Blut, ›und dieses große Ding unmittelbar neben mir, tot‹. Dieser Begleiter (von dem Freud in einem Brief an Jung sagt, er werde oft ›fälschlich‹ für einen Zwilling gehalten), den sie mit dem Leben und mit pulsierender Bewegung verknüpft hatte, lag nun tot an ihrer Seite und blieb unauslöschlich mit ›dem Geruch von Blut und Tod‹ verknüpft. Diesen schrecklichen Augenblick, in dem sie sich nicht von der Plazenta und dem Geruch von Blut und Tod befreien konnte, hatte sie verdrängt. Ein weiteres schwerwiegendes Problem hatte sich in ihrem Privatleben ergeben. Sobald sie versuchte, mit jemandem eine engere Beziehung einzugehen, wurde sie von der schrecklichen Angst übermannt, sie ströme einen üblen Geruch aus.« (S. 224)

Die ontogenetische Hypothese, die sich Lake zueigen macht, besagt, es sei so geschehen, wie es sich in ihrer Erinnerung darstellt. Als sie geboren wurde, kam ihre Plazenta, ihr Begleiter, unmittelbar nach ihr aus dem Mutterleib. Er oder sie starb, und ein totes blutiges Ding lag neben ihr, von dem sie sich nicht befreien konnte. Sie vergaß diesen Augenblick, wurde aber ewig von ihm verfolgt.

Wird jedoch die ursprüngliche Katastrophenerfahrung noch einmal durchlebt und reintegriert, ist ihr Bann gebrochen.

Eine derartige These wurde und wird von Rank, Fodor, Mott, Peerbolte, Janov, Grof, Lake und anderen vertreten, die sich diese Position zueigen gemacht und sie weiter ausgebaut haben: sie erstreckt sich auf alle Phasen der ontogenetischen oder phylogenetischen Veränderungen des Genoms und seiner wechselnden zellularen Wucherungen, die wir – als Körper – sind.
Besonders bemerkenswert scheint mir die *spezifische Wirksamkeit* detaillierter Entsprechungen zwischen den biologischen und psychologischen Strukturen.
Das folgende ist eine 1961 von mir veröffentlichte Darstellung von vier Träumen, die eine Frau hatte, als sie nach vier Monaten einen Zustand überwand, den sie die »Kälte des Todes« und einen »Teppich der Nicht-Realität« nannte.

> »In einem Traum wurde sie von einem Mann in die Enge getrieben, der sie vergewaltigen wollte. Es schien keine Fluchtmöglichkeit zu geben. Sie wußte sich nicht mehr zu helfen, als sie, immer noch im Traum, versuchte, in ein waches Bewußtsein zu entkommen, doch sie wurde weiter bedrängt, ja, es war jetzt noch schlimmer, weil es real war, und so zog sie sich wieder in den Traum zurück und träumte, ›es sei ja ohnehin nur ein Traum‹. In einem anderen Traum war sie in einem dunklen Haus und schaute durch eine Türöffnung, die von einem schwarzen Schirm blockiert war, nach draußen. In ihrem Traum glaubte sie, im Haus sei Nicht-Realität und draußen sei Realität, doch wegen des Schirmes sei ihr der Weg nach draußen versperrt.
> In einem dritten Traum schwebte sie am Fallschirm von einem Flugzeug nach unten.
> In einem vierten stand sie vor einem großen Flugzeug; in der Türöffnung des Flugzeugs stand ein

Arzt, der Elemente verschiedener Leute, einschließlich meiner selbst, in sich vereinigte. Diesmal war sie überzeugt, draußen sei Realität und innen Nicht-Realität. Sie wollte hinein, in die Nicht-Realität, doch der Arzt versperrte ihr den Weg.« (Laing 1973, S. 75)

Auch wenn es zwischen dem Traumelement – sie, dunkles Haus, Türöffnung, schwarzer Schirm – auf der einen und der biologischen Matrix – Fötus, Gebärmutter, Gebärmutterhals, Plazenta – auf der anderen Seite keine Ähnlichkeit gibt, haben wir doch eine ähnliche dynamische organische Form:

sie	dunkles Haus	Türöffnung	schwarzer Schirm
Fötus	Gebärmutter	Gebärmutterhals	Plazenta

Die Ähnlichkeit zwischen dem Psychologem und dem Biologem ist sowohl dynamisch als auch statisch.

Dem seltsamen Gemütszustand, in dem sie sich nach der Geburt eines Kindes monatelang befunden hatte, war das starke Gefühl vorausgegangen, ein unsichtbarer Wurm oder Krankheitserreger sei in ihre Gebärmutter eingedrungen, und zwar nachts in einem Traum, in einem fürchterlichen Sturm. Von da an war sie *in* diesem Zustand gewesen, abgeschnitten vom gewöhnlichen Leben und der Realität.

War der Beginn ihres Zustandes von Bildern angekündigt worden, die auf die Empfängnis oder Nidation hinweisen, so waren es später, als sie aus dem Zustand herauszukommen begann, Bilder, die auf den Geburtsvorgang hinweisen.

1. Sie und ein Mann in einem Zimmer. Es gibt einen Ausgang. Der Mann hindert sie am Verlassen des Zimmers.

2. Sie in einem Zimmer mit einem Ausgang. Ein aufgespannter Regenschirm – der Griff ist auf sie gerichtet – hindert sie am Hinausgehen.
3. Sie hat eben ein Flugzeug verlassen. Ein Fallschirm verlangsamt ihren Sturz, der andernfalls katastrophale Folgen hätte.
4. Sie und das Flugzeug sind gelandet. Sie möchte zurück. Ein Arzt hindert sie daran.

In jedem der Träume finden sich Versionen eines Kampfes auf einer Schwelle: vor oder zurück, außerhalb oder innerhalb des Zimmers oder des Flugzeugs.

In den ersten beiden Träumen ist es ein Kampf ums Hinausgehen, in den letzten beiden ist sie draußen. Im vierten Traum hat sie das Verlangen, zurückzugehen. In den ersten beiden wird sie am Hinausgehen gehindert. In den letzten beiden wird sie an der Rückkehr gehindert.

Zimmer – Flugzeug; drinnen – draußen; Regenschirm – Fallschirm; Mann – Arzt; und sie – er; sie – Schirmgriff – offener Regenschirm; sie – offener Fallschirm; sie – Arzt, alles scheinen Teile desselben Teppichs.

Im vierten Traum ist sie draußen, und sie ist allein, hat sich losgesagt von dem plazentaren Mann – Regenschirm – Fallschirm – Arzt.

Der Fallschirm, der sie rettet, ist der Regenschirm, der sie zurückhält.

Der Arzt, der ihr den Weg zurück ins Flugzeug versperrt, ist der Nachfolger des Mannes-in-dem-Zimmer, der sie nicht hinauslassen wollte.

Die Umwandlungen in ihrem Traum sind wie Phasen eines *Initiationsritus*: tatsächlich sind sie für die Traumdeutung und im existentiellen Sinn die Prüfungen eines solchen Ritus. Die Frage ist: zeigen und spiegeln ähnliche dynamische Strukturen in der biologischen Geburt, in Träumen und in Initiationsriten dynamische, aktive,

mobile Formen, deren Herkunft allen dreien gemeinsam ist?
Inhalt, Ablauf und Struktur der physischen Geburt können mit etwas gutem Willen so gedeutet werden, daß sie symbolisieren, was das Traum-Drama symbolisiert. Ein Regenschirm und eine Tür, ein Fallschirm und ein Flugzeug sind in ihrer Vieldeutigkeit vielleicht passender, genauer und ergiebiger als Plazenta, Nabelschnur und Uterus. Aber diese Theorie enthält nichts, was darauf schließen ließe, daß das Traum-Drama die physische Geburt symbolisiert.
Viele Träume und Dramen zeigen also pränatale und perinatale Fötus-Nabelschnur-Plazenta-Uterus-Strukturen. Können denn nun tatsächliche Erfahrungen, die wir als Fötus mit Nabelschnur und Plazenta im Mutterleib machten, die Basis oder ursprüngliche Quelle für diese Psychologeme liefern, die sie reflektieren und widerspiegeln und in gewissem Sinne wohl auch symbolisieren? Nein – unbegründet, äußerst unwahrscheinlich, unmöglich, ereifern sich Freud, Jung, Bettelheim und die meisten Psychoanalytiker und Tiefenpsychologen. Ja – eine wohlbegründete, plausible, praktisch gesicherte Theorie, erklären Rank, Janov, Fodor, Mott, Peerbolte, Winnicott, Grof, Leboyer, Lake und andere. Wir wollen diese Meinungsverschiedenheit im Auge behalten, zusammen mit den Punkten, in denen die Meinungen auseinandergehen.
Wer sich mit diesen Dingen befaßt, scheint sich immer schon vorher seine Meinung gebildet zu haben, so oder so. Es scheint niemanden zu geben, der sich nicht bereits in der einen oder anderen Richtung festgelegt hat.

III

Die Komponente der Nabelschnur in der Fötus-Nabelschnur-Struktur zeigt sich deutlich in zeitgenössischen Erfahrungen der Astralprojektion, zusammen mit dem Gefühl einer sympathetischen Vereinigung.

Manche Leute sagen, sie hätten eine Schnur, eine Kette, einen Strang, einen Streifen, ein Band, einen Arm, einen Faden, einen Strick, eine Strähne, eine Rohrleitung, einen langen Hals, einen Balken, einen Strahl, eine Blume, eine Lichtspirale, einen Sonnenstrahl gesehen oder gespürt, eine – manchmal pulsierende – Verbindung zu ihrem Gegenbild oder einem flüchtigen anderen Selbst. (Crookall 1977)

Die Exkursionen heutiger Astralwanderer auf ihren Silberschnüren und ähnlichem lassen sich mit den Auf- und Abstiegen jener Leitern, Bäume und Kletterpflanzen vergleichen, die in der Mythologie zum und vom Paradies führen, oder mit den Wanderungen von Schamanen über Bänder, Seile und Regenbogen.

Manche berichten sogar davon, daß sie die feinen Silberschnüre anderer sehen können. In bestimmten Zeremonien sehen Leute seilähnliche Schlangen aus dem Mund, Rücken oder Nabel Eingeweihter kommen. Ein berühmter Chemiker – und mit ihm mehrere andere Anwesende – sah nach eigener Aussage eine Lotosblume aus dem Nabel eines Meisters im tiefen Samadhi wachsen.

Die Verbindung wird oft gleichzeitig als physische und sympathetische Vereinigung empfunden.

Für Crookall – wie offenbar für fast alle, die es unmittelbar erlebt haben – ist die Silberschnur ein reales, objektives, physisches, allerdings schwer wahrnehmbares Organ. Eine Silberschnur oder das »Double« eines Menschen ist für ihn weder eine Halluzination noch ein

Phantom einer verschwundenen Schnur, sondern sie ist objektiv da und kann gesehen werden.
Von einem objektiven Standpunkt aus ist eben wieder mal ein guter Mann (er ist ein angesehener Geologe) auf den Holzweg geraten oder vor die Hunde gegangen, ist wieder mal einer den Verlockungen der grenzüberschreitenden Erfahrung erlegen, die in diesem Fall die Grenzen wissenschaftlicher Möglichkeit überschreitet, indem sie die Erfahrung von etwas, das – was immer es sein mag – nicht *da* ist, mit der Wahrnehmung eines realen physischen Objektes verwechselt, das da ist.
Nach Crookalls Überzeugung gibt es jedoch »gute« Beweise dafür, daß reale, kaum wahrnehmbare Silberschnüre den astralen mit dem physischen Leib verbinden.
Ganz gleich, wie wir die verschiedenen Arten der Validität solcher Erfahrungen bewerten, sie sind jedenfalls alle von der gleichen Struktur geprägt.

IV

In diesem Abschnitt will ich versuchen, zehn Typen von Erwachsenen-Erfahrungen zu schildern, die alle eine Schablone aufzuweisen scheinen, die sie mit dem Biologem der dualen Einheit unseres intrauterinen Organismus gemein haben.
1. Sie sollte mir nicht sagen müssen, warum sie vor mir sitzt, denn schließlich weiß ich ganz genau, daß alles von mir ausgeht. Ich habe die Dame noch nie in meinem Leben gesehen.
Sie ist seit einigen Wochen in ihrem Zimmer. Sie hat Angst davor, aus dem Zimmer zu gehen und sich zu zeigen. Vor ein paar Wochen kam ein Mann in ihr Zimmer und schlug sie böse zusammen. Er vergewaltigte und

mißhandelte sie. Er ist seither mehrmals wiedergekommen. Dann hat sich alles wiederholt. Ich muß dem ein Ende machen. Sehen Sie nur! Das halbe Gesicht ist eingedrückt, das Hirn hängt heraus, ein Auge ist zu Brei geschlagen.
Im Zimmer ist es immer stockdunkel. Sie hat ihn nie gesehen. Sie hört seinen Atem und sein heftiges Herzklopfen. Als erstes bekommt sie Schläge gegen den Kopf. Ihr Schädel wird zermalmt. Ihr Hals wird zugedrückt. Er versucht sie zu würgen und zu ersticken. Nun kann sie das Zimmer nicht verlassen – obwohl sie es verläßt, um einzukaufen oder zu mir zu kommen, und sei es nur, um sofort zurückzugehen und wieder in dem dunklen Zimmer zu sitzen und Wache zu halten, denn sie sitzt jetzt nur noch da und wartet darauf, daß dieses Atmen und Herzklopfen wieder zu hören ist.
2. Plötzlich ist sie zwei Menschen. Da ist noch jemand. Sie ist auch die andere. Da ist etwas, was sie – die andere – zu ihr – sich selbst – sagen will. Sie selbst horcht. Sie brennt darauf, sich selbst zu hören, und die brennt darauf, etwas zu sagen. Entweder ist sie taub, oder die andere ist stumm, oder beides. Sie weiß, sie steht da neben sich.
3. In einem Traum ist sie in einem Auto. Sie steigt aus, es fährt weiter. Sie spürt, daß sie ein Teil ihrer selbst in dem Auto zurückgelassen hat. Es ist mit dem Auto weitergefahren. Sie kann es nicht zurückbekommen. Sie ist außer sich. Ihr anderes Selbst in dem Auto ist psychotisch. Sie, sie selbst, ist nur neurotisch. Wenn sie ihr anderes Selbst träfe, oder wenn sie beide eins würden, könnte sie daran zugrundegehen. Sie fürchtet, sie könnten vielleicht *beide* nicht existieren. Vielleicht kann sich ihr verrücktes Selbst in dem Auto gar nicht erinnern, den Teil von ihr zurückgelassen zu haben, der ausgestiegen ist. Und wenn dieses

Selbst im Auto, das von ihrer Existenz nichts weiß, gar nicht existiert, dann existiert sie möglicherweise tatsächlich nicht.

4. Ihr Freund hat sie vor zwei Jahren verlassen. Seit er weg ist, fühlt sie sich außerhalb ihrer selbst, losgelöst von ihrem Selbst; sie sieht sich selbst von außen, ist von sich selbst und von jedermann und von allem abgeschnitten. Sie steckt mitten im Nebel, ist umnebelt.

> »Ich bin mein eigenes Double, das mich ansieht, und es ist, als sei mein Double *er.* Ich bin an seiner Stelle. Es gibt Nebel. Ich bin in diesem Nebel. Zwischen mir und der Welt ist Nebel. Ich kann nicht aus diesem Nebel heraus. Dem Nebel, meinem Double. Er ist dieser Nebel. Ich bin dieser Nebel.«

5. Er versucht ununterbrochen, ihre ganze Aufmerksamkeit auf sich zu lenken. Sie hat das Gefühl, er wolle das Blut aus ihrem Körper ziehen. Sie kann sich nicht wehren. Vergeblich versucht sie, sich von ihm loszureißen. Nicht nur, daß er ihr das Blut entzieht: er schüttet überdies sein schlechtes Blut und seine Scheiße in sie, um sie dann in sich hineinzutrinken. Er ist pausenlos damit beschäftigt. Sie hält ihn am Leben. Das sei natürlich, sagt er. Er nennt es »verliebt sein«.

6. »Das ganze System ist wie ein Alptraum.«

Als er wegging, verlor sie ihre Rettungsleine (die Nabelschnur), ihr lebenserhaltendes Versorgungssystem (die Plazenta und den mütterlichen Organismus), ihre schützende Umgebung und ihre Welt. Nun ist sie abgeschnitten, hinausgeworfen, verflucht; sie wurde, wie sie selbst sagt, endlich *geboren.* Sie ist ihm dankbar.

Solange er sie verstand, fühlte sie sich in ihm verloren. Nun ist er weggegangen. Sie kann sich nicht zusammenreißen. Sie kann nicht einmal denken. Sie fühlt sich verlassen und leer, bis auf die Überreste halluzinierter verworrener Stimmen, die bruchstückhaften Gesten, Ticks, Zuckungen und was nach dem Schiffbruch sonst noch geblieben ist. Ohne ihre Rettungsleine und ihr Versorgungssystem stirbt sie unaufhörlich.

7. Er wird von Lügen vergiftet. Giftige Lügen sind wie Schlangen in einem schwarzen Loch, die ihn verschlingen, während sie ihn vergiften. Er ist fortwährend im Begriff, in die eigene Vernichtung hineingezogen zu werden.

8. Sie sitzt schweigend da, verlassen und verzweifelt, keine zwei Meter entfernt. Als sie zu sprechen beginnt, beugt sie sich vor, sitzt gekrümmt da, die Knie zusammengepreßt, die Füße nach innen gekehrt. Langsame, ausgeprägte, runde von der Schulter ausgehende Bewegungen ziehen sich unwillkürlich durch den ganzen Körper, vom Kopf bis zu den Zehen. Kontrapunktisch zu diesen den ganzen Körper erfassenden Wellen zucken und flattern immer wieder ihre Handgelenke und Finger; das kommt und geht ganz plötzlich und dauert jedesmal ein paar Sekunden.

9. Sie ist Mitte Zwanzig. Sie unterhält eine enge emotionale, aber nicht-körperliche Beziehung zu einer älteren Frau. Irgendwie steckt sie wirklich in ihrer Freundin und ist unfähig, herauszukommen. Dieses verrückte Gefühl macht sie verrückt. Von nirgendwo kommt Hilfe. Die in Frage kommende Frau kann nicht helfen. Sie wird sterben, wenn sie sich von dieser Beziehung abschneidet. Sie stirbt ohnehin schon. Aber drinzubleiben, sich festzuklammern, notfalls um jeden Preis, das ist ihre einzige Chance. Sie kann nicht glauben, daß sie so lange überlebt hat. Sie wird vergiftet, sie verblutet, sie wird erstickt und in den Wahnsinn getrieben. Ohne ein Stichwort zu bekommen, fragt sie sich, ob sie gerade eine versuchte oder angedrohte Abtreibung oder Fehlgeburt überlebt

hat. Sie glaubt, das müsse so gewesen sein, denn sie stellt sich, wie sie selber sagt, vor, so wie sie sich fühle, müsse sich jemand fühlen, der abgetrieben zu werden droht. Sie ist überzeugt, die gleiche Erfahrung schon einmal vor und während ihrer Geburt gemacht zu haben. Sie betrachtet ihre Finger, wie sie zucken und flattern. Sie erinnern mich an einen sterbenden Vogel. Es ist schlimmer als ein Alptraum. Warum das so ist, kann sie nicht ergründen. Sie fühlt sich wie ein sterbender Vogel oder Fötus im Leib ihrer Freundin, ja, sie hat sogar das Gefühl, ihr Leib sei der Leib ihrer Freundin.

10. Die folgende Darstellung ist eine noch stärker verdichtete Synthese biologischer, mythologischer und psychologischer Inhalte, dynamischer Kräfte, Themen und Formen.

Er ist vierundzwanzig. Er lebt mit seiner Frau und dem einjährigen Sohn zusammen. Sie sind zwei Jahre verheiratet. Seit zwei Monaten tut er Tag und Nacht kaum etwas anderes als auf einem Stuhl zu sitzen oder sich am Boden zusammenzukauern. Er sagt kaum einmal ein Wort. Er erklärt sich nicht. Er hat sich noch nie so aufgeführt.

Als ich ihn auffordere, mir zu sagen, was vorgefallen ist, bricht er sein Schweigen und erzählt mir anstandslos und mit klaren Sätzen eine Geschichte, die ich hier zusammengefaßt wiedergeben will.

Kurz vor seiner Heirat hatte er ein flüchtiges homosexuelles Erlebnis, das einzige in seinem Leben. Monatelang überkamen ihn danach immer wieder »Wogen« des Gefühls, er sei Christus, der Erlöser, und manchmal flauten sie erst nach mehreren Stunden ab. Ein paar Monate lang war alles ruhig, ehe ihn neue Gefühlswogen überkamen; diesmal hatte er das Gefühl, Judas zu sein, der Verräter des Erlösers. Auch diese Wogen gingen zurück, und monatelang geschah nichts, bis dann vor ein paar Monaten beide Gefühle zurückkamen, manchmal einzeln, manchmal zusammen. Manchmal war er geneigt, dem einen zu glauben, dann wieder dem anderen oder beiden oder keinem. Diese Gefühlswogen begannen ihn zu erschöpfen. Als er sich der totalen Erschöpfung näherte, begannen sie ihn ganz zu beherrschen.

Er war ihnen ausgeliefert. Er hatte das Gefühl, ihm bleibe nichts anderes, als zu versuchen, das Gleichgewicht zu bewahren, und zwar im übertragenen und wörtlichen Sinn; und dazu gehörte auch, daß er sich symmetrisch und bewegungslos auf einem Stuhl zu halten versuchte. Jede asymmetrische Bewegung erforderte von ihm die Behutsamkeit eines Seiltänzers.

Ein unerklärlicher Impuls veranlaßte ihn, sich mit geschlossenen Augen auf den Boden zu kauern. Dabei begann er, Christus zu werden, und plötzlich verschwand er, Christus, ohne vorherige Warnung im Boden. Ein paar Sekunden lang blieben er und Christus miteinander verbunden, dann wurden sie getrennt. Er hatte zugleich sich selbst und Christus verloren. Da war er nun, zurückgelassen, auf dem Boden kauernd, sein eigenes Double, sein eigenes Gespenst, Judas, böse, verdorben, verfault und verfaulend, zugrundegehend, jeden Moment in Gefahr, durch ein schwarzes Loch im Boden hinausgeschleudert zu werden, weiß Gott wohin.

Ihm blieb nichts anderes, als am Boden kauernd zu warten. Dabei hatte er – obgleich es ihm sinnlos vorkam – das Gefühl, er müsse sich krampfhaft an der Welt festklammern, um in ihr zu bleiben, doch es nützte nichts, weil diese Welt unaufhörlich und unerbittlich im Begriff war, ihn loszutrennen und auszustoßen.

Wenn er nicht am Boden kauerte, saß er, um Gleichgewicht bemüht, auf seinem Stuhl. Dann begann für ihn der Zwang, sich zusammenzurollen und das Gefühl zu haben, in etwas drin zu sein, aus dem er dringend heraus mußte. Er konnte sich das Gefühl des Herauskommens notdürftig dadurch verschaffen, daß er sich den rechten Arm auf den Rücken legte, sich gegen ihn und in ihn drückte und dann ungeheure Dramen durchlebte, während er langsam und unter Schmerzen sich selbst in Gestalt seines Armes entband; wie eine Schlange, die aus einer Felsspalte gleitet, kam er, als der Arm, von seinem Rücken und dem Stuhl frei.

Verwirrt sieht er zu, wie er die Böse Schlange wird, Adam und Eva und der Baum des Lebens, Christus und Judas, das eigene Selbst, das er verloren hat, sein eigenes Double, sein eigenes Gespenst, eine Plazenta ohne Fötus, die durchgetrennten Verbindungen zwischen ihnen allen, alles in einem.

Die Erkenntnis kommt ihm, daß er das, was ihn umgibt, erst verlassen wird, wenn er ganz wie eine Schlange wird, die sich in den eigenen Schwanz beißt, ein rundum intrauteriner Organismus in einer Phase, bevor die Nabelschnur-Schlange böse wurde, als Judas und Christus Blutsbrüder waren.

Aus dieser stark zusammengedrängten Erfahrung können wir die folgenden Entsprechungen herausfiltern:

Er kauert am Boden	als ob	er ein intrauteriner Organismus sei, bestehend aus Fötus, Nabelschnur und Plazenta.
Der Fußboden	ist wie	der Beckenboden.
Christus geht durch den Fußboden	so wie	ein Fötus einmal durch den Geburtskanal gegangen ist.

Er wird zugleich ausgestoßen und zurückgelassen, und das eine Selbst ist immer noch mit dem anderen Selbst verbunden.	Sein gesamtes Selbst wird geboren, seine Nabelschnur ist noch nicht durchtrennt, als Plazenta wird er zurückgelassen.
Er ist abgeschnitten.	Die Schnur ist durchschnitten.
Die Welt trennt ihn von sich ab, aber er klammert sich fest, ist im Begriff, ausgestoßen zu werden, zu verderben, zugrundezugehen.	Die Gebärmutter trennt sich von der Plazenta, der Nachgeburt, die immer noch dranhängt und im Begriff ist, ausgestoßen zu werden.

Ein Grund dafür, daß solche bemerkenswerten Parallelismen nicht häufiger erwähnt und kommentiert werden, ist wohl der, daß es für ihre Erklärung keine akzeptable Theorie gibt. In welchem Denksystem sollen denn solche Gefühle mit ihren unerklärlichen und unmöglichen Verflechtungen (wie kann man seine eigene Plazenta werden?) Platz finden?

Er hat das Gefühl, er müsse noch weiter zurückgehen, zurück in die Zeit vor seinem Loskommen von dieser unmöglichen, unhaltbaren, exotischen, tödlichen, absurden, verrückten Position als seine eigene abgetrennte, aufgegebene Plazenta, im Begriff, ausgestoßen zu werden und zugrundezugehen, sein Double, sein Gespenst, Judas, der Böse Andere. Der Schwung dieses Zurückgehens, der »Regression«, trägt ihn mit sich. Seine Intuition sagt ihm, daß die Wende kommen wird, wenn er weit genug zurück- oder hineingeht, um zu der Uroboros-Position zurückzukehren, als eine Schlange mit dem eigenen Schwanz im Maul, zurück in ein Stadium, wo aus der Einheit noch keine tragische Zweiheit geworden ist.

Nach seiner Darstellung kommt die fötale Position, die

mit dem »Zurück«gehen (Regression) erreicht wird, dem mythischen Uroboros gleich, jener Schlange also, die den eigenen Schwanz im Maul hat und die mit dem »Hinein«gehen (Reversion) erreicht wird.
Das scheint eine passende allgemeine Beschreibung einiger Aspekte der Struktur und Dynamik seiner Erfahrung, wie er sie dargestellt hat, ganz gleich, ob wir es nun für möglich oder unmöglich halten, daß er sich auf irgendeine unerklärliche Weise »erinnern« kann, was seine eigene Plazenta während der tatsächlichen Geburt empfand.
Wenn wir seiner Erfahrung eine gewisse Validität zugestehen, müssen wir nicht zwangsläufig auch glauben, daß es zwischen Fötus und Plazenta eine telepathische Verbindung gibt, durch die ein Baby fühlen kann, was die Plazenta fühlt, selbst noch nachdem es von ihr abgeschnitten ist, wie primitive Wilde und Wahnsinnige manchmal glauben.
Läßt man solchen Überlegungen freien Lauf, überschreitet man schnell die Grenzen des derzeit geltenden Wirklichkeitssinnes, ganz zu schweigen von der wissenschaftlichen Plausibilität, Wahrscheinlichkeit und Möglichkeit. Seine Erfahrung ist an sich schon so seltsam, daß es vielen Leuten schwerfallen wird, darin etwas anderes als kompletten Unsinn zu sehen.
Es ist jedoch keine Kampfansage an diese Plausibilität, Wahrscheinlichkeit und Möglichkeit, wenn man die Erfahrung nach ihren eigenen Maßstäben und ihrer eigenen Realität bestehen läßt, bevor das wilde Rudel unserer Erklärungen über sie herfällt, um sie zu zerreißen.
Wenn man die ganze Geschichte abstrakter ausdrückt, hört sie sich paradoxerweise realer an:
Er klammert sich an eine Situation, die im Begriff ist, nach seiner besseren Hälfte, die bereits draußen ist und

von der er unabänderlich abgeschnitten ist, nun auch ihn auszustoßen.

In seiner jetzigen Lage gibt es für ihn nur noch den Ruin. Er kann nicht »weiter«. Wenn er »zurück« oder »hinein« geht, findet er vielleicht zu einer ursprünglichen Einheit mit dem besseren Teil seines Selbst zurück, zu dem, was war, bevor er sich selbst verlor. Seine Frau lächelte.

9. KAPITEL

Gefesselt und abgeschnitten

I

Wenn wir eine Beziehung als eine Bindung empfinden und die Bindung als eine *Fessel,* dann haben wir das fast unwiderstehliche Gefühl, daß uns irgend etwas fesselt, ein Faden, eine Schnur, ein Seil, eine Eisenkette oder Gänseblümchen.

Wenn man sich durch irgend etwas an den anderen gefesselt fühlt, dann kann diese Bindung als positiv oder negativ empfunden werden. Die Fessel kann angenehm oder unangenehm sein, erwünscht oder unerwünscht, willkommen oder aufgezwungen, wechselseitig oder einseitig. Zahllose Variationen dieses Themas finden sich in vielen Metaphern ausgedrückt. Er führt mich an der Kandare, am Gängelband. Sie hat ihn an die Leine gelegt. Er ist bei ihr vor Anker gegangen. Er läßt sich nicht an die Kette legen. Freunde sind durch unsichtbare Fäden verknüpft.

Gut ein Jahr, nachdem Freud in einem Brief an Jung über die ungleichen Paare von Gilgamesch und Enkidu bis zu Don Quijote und Sancho Pansa gesprochen hatte, kündigte er ihm mit den folgenden Worten die Freundschaft auf:

> »Ich schlage Ihnen also vor, daß wir unsere privaten Beziehungen überhaupt aufgeben. Ich verliere nichts dabei, denn ich bin gemütlich längst nur durch den dünnen Faden der Fortwirkung früher erlebter Enttäuschungen an Sie geknüpft . . .« (S. 599)

Ob dünn oder nicht so dünn, der Faden kann sich durchscheuern. Man kann das Gummiband so sehr anspannen, daß es reißt.

Es gibt andere, die sagen, sie hätten keine solchen Verbindungen zu ihren Mitmenschen, und sie könnten sich auch nicht an den Verlust einer solchen Verbindung erinnern. Sie hätten auch nicht das Gefühl, irgendeine andere Art von Verbindung zu jemandem zu haben.

Die verschiedenen Arten des Empfindens, die Strukturen des interpersonalen Empfindens, lassen sich in zwei Hauptkategorien einteilen, je nachdem, ob das Gefühl da ist, daß wir mit anderen »zusammen« sind: daß wir in derselben Lage sind; daß wir im selben Boot sitzen; daß wir mit anderen – die so sind wie wir – in derselben Erfahrungs- und Bedeutungswelt sind.

Wo dieses Gefühl in einer intakten wechselseitigen Bindung da ist, kommt gar nicht erst der Gedanke an einen »abgrundtiefen Unterschied« auf.

Es gibt Leute, die nicht das Gefühl haben, mit anderen in derselben Situation »zusammen« zu sein.

Wir untersuchen einige Erfahrungsformen, die sich ergeben, wenn wir das Gefühl haben, zu anderen Menschen keinen Kontakt, keine Verbindung zu haben, von ihnen abgeschnitten, getrennt zu sein.

Wie wir uns im Verhältnis zueinander und zu der Welt verhalten, geht Hand in Hand mit der Art und Weise, wie wir einander erfahren.

Wir wollen einige heikle und bedenkliche Muster der interpersonalen und transpersonalen Erfahrung ins Blickfeld rücken.

Es geht uns hier um Tatsachen der Erfahrung, um Erfahrungstatsachen, nicht um objektive Tatsachen, oder jedenfalls nur insofern, als ein Bericht von einer nicht-objektiven Erfahrung eine objektive Tatsache ist. Die hier zu untersuchenden Erfahrungstatsachen sind Muster dafür, wie interpersonale Beziehungen empfunden werden können. Diese Muster sind manchmal stabil, manchmal unbeständig. Manchmal bleiben sie ein ganzes Leben lang fast unverändert.

Es ist interessant, wie leicht sich die physische Metapher mit existentiellen Abstraktionen verbinden kann. Stark (1954) erklärt in seiner Einführung zur englischen Ausgabe von Schelers Darstellung der Sympathie, daß die Erfahrung des Anderen und die Erfahrung des Selbst als voneinander abhängige Polaritäten entstehen. Keine geht der anderen voraus. Keine ist ohne die andere möglich. Beide gehen aus einem gemeinsamen Wirbel hervor. Sie werden als Zwillinge geboren,

> ». . . auf immer aneinander gebunden und nicht durch eine gähnende Kluft getrennt, die irgendwie überbrückt werden müßte«. (S. xi)

Viele Leute sagen, sie fühlten sich nicht nur von anderen, sondern auch von sich selbst, vom ganzen Universum, von Gott abgeschnitten. Manche fühlen sich schon abgeschnitten, so weit sie zurückdenken können. Manche halten das für so selbstverständlich, daß sie es sich nie vergegenwärtigen. Für andere sind diese Gefühle eine Qual. Manche können sich erinnern, wann und wie und warum es geschah. Das Gefühl des Abgeschnittenseins kann so schrecklich sein, daß manche sagen, sie wären lieber tot, als damit leben zu müssen.

Es ist ein ganz spezifisches Gefühl. Es ist nicht dasselbe wie das Abgeschaltetsein. Es ist auch etwas anderes als das Gefühl, im Abseits zu stehen, oder das Schmachten und die Sehnsucht nach einer verlorengegangenen oder fehlenden Liebe. Wenn Leute sagen, sie müßten andere auf Distanz halten, dann weiß man, daß sie nicht abgeschnitten sind. Wer abgeschnitten ist, braucht nicht auf Distanz zu gehen. Er kennt weder die Möglichkeit zu vertrautem Umgang mit anderen, noch die Angst, sich im Anderen zu verlieren. Es gibt keine Knäuel, in denen er sich verstricken könnte. Das Zusammen kann nie das Auseinander überwiegen. *Alle* anderen sind auf der anderen Seite. Kein Hin und Her, kein Austausch, nichts überbrückt die unabänderliche, unwiderrufliche Kluft. Es ist auch etwas anderes als das Gefühl, in einer Kristallkugel usw. zu sein, auf das wir an anderer Stelle zu sprechen kommen werden.

Das Telefon steht im Mittelpunkt aller möglichen Zwangsvorstellungen und Phobien, die mit dem Abgeschnittensein zu tun haben: man stellt eine Verbindung her, wird verbunden, schneidet ab und wird wieder abgeschnitten.

1. In einem Umkreis von mehreren Kilometern kennt er jedes öffentliche Telefon.

Er wagt sich nie in eine Gegend, wo er nicht genau weiß, wie weit das nächste Telefon entfernt ist.

Während der letzten zehn Jahre war er nie, in keinem Augenblick, mehr als zehn Minuten von der Möglichkeit entfernt, irgendwo den Hörer abzunehmen und mit ihr zu telefonieren. Er hat es nie getan.

2. Es ist nicht entscheidend, wen sie anruft.

Sie nähert sich dem Telefon.

Ihr Puls beginnt zu rasen. Ihr Atem geht auf einmal schwer. Sie könnte einen Erstickungs- oder einen Asthma-Anfall bekommen.

Sie zittert und bebt am ganzen Leib.

Sie muß gegen die Angst ankämpfen, ihr Arm könnte gelähmt werden, sobald sie versucht, nach dem Hörer zu greifen.

Sie fühlt sich benommen, schwindlig.

Sie könnte ohnmächtig werden.

Für einen kurzen Augenblick der Panik erstarrt ihr gan-

zer Körper, als ihr rechter Zeigefinger die erste Zahl auf der Wählscheibe berührt.
Sie hat die Nummer vergessen. Sie versucht sich zu erinnern. Sie wählt die nächstbeste Nummer, die ihr einfällt.
Sie hört das Läuten am anderen Ende der Leitung.
Sie hat vergessen, wen sie anruft.
Wieder ist das Gefühl der Leere da, sie kann nicht denken. Da ist eine Stimme. Es war die richtige Nummer.
Es ist die richtige Person, aber sie kann sich nicht erinnern, wer es ist. Sie kann sich nicht erinnern, weshalb sie anruft. Wieder die Stimme. Sie ist sprachlos.
Sie legt den Hörer auf.
Sie habe Angst vor dem »Brückenschlag«, sagt sie. Wenn sie sich dieser Prozedur ein paarmal unterzogen hat, kann sie gewöhnlich ihr Gespräch führen.

II

Heutzutage werden sexuelle Empfindungen oft auf den Nenner gebracht, daß jemand – glücklich oder unglücklich – an einen Partner gebunden ist, oder daß er oder sie – glücklich oder unglücklich – ungebunden ist.
Wie ein Telefon oder eine Nabelschnur kann auch der Penis zur lebenden Metapher einer Verbindung werden.
Diese Überlegungen haben weitreichende Folgen, doch sie sind in der gängigen psychoanalytischen Theorie nicht konsequent weiterverfolgt worden, vielleicht weil man dabei in eine Matrix aus perinatalen oder pränatalen Bildern gerät und an Theorien von ontogenetischen Signalen und phylogenetischen Erinnerungen, die wissenschaftlich noch verwirrender sind als die Erfahrungen, zu deren Erklärung sie herangezogen werden.

»Die hohe narzißtische Einschätzung des Penis« kann sich laut Freud »darauf berufen, daß der Besitz dieses Organs die Gewähr für eine Wiedervereinigung mit der Mutter (dem Muttterersatz) im Akt des Koitus enthält. Die Beraubung dieses Gliedes ist soviel wie eine neuerliche Trennung von der Mutter, bedeutet also wiederum, einer unlustvollen Bedürfnisspannung (wie bei der Geburt) hilflos ausgeliefert zu sein.« Freud ist mit Ferenczi der Meinung, »daß die Phantasie der Rückkehr in den Mutterleib der Koitusersatz des Impotenten ist«. (Studienausgabe, Band VI, S. 279)

Für beide Geschlechter kann der Penis* eine Nabelschnur-Rolle übernehmen. Für manche Männer ist der Phallus eine Art Regenbogenbrücke und ermöglicht die Wiedervereinigung mit der Frau schlechthin, mit der Mutter, der Hure, der Geliebten, der Ehefrau, der Konkubine. Andere zogen es vor, diesen Zugang abzuschneiden, um sich so von dieser Bindung freizumachen.

Brustwarze und Mund, Vagina und Penis sind die getrennten Enden einer Verbindung. Es ist das zwischen uns entstandene und auf sie zurückgehende Gefühl einer Verbindung oder des Fehlens jeder Verbindung, das eine Schlüsselrolle zu spielen scheint. Je nachdem, wie es erfahren wird, kann es Freude oder Angst mit sich bringen. Fühlt einer, zum Beispiel, daß das Bindeglied, das Band, die Verbindung, die Beziehung, Teil seiner selbst ist, zu

* In *Die Traumdeutung* schreibt Freud: »Alle in die Länge reichenden Objekte, Stöcke, Baumstämme, Schirme (des der Erektion vergleichbaren Aufspannens wegen!) ... wollen das männliche Glied vertreten.« (Studienausgabe, Band II, S. 348) Das mag schon sein. Und es mag sein, daß bei diesen Objekten auch die Nabelschnur mitschwingt, insbesondere die Nabelschnurvene. Offener Regenschirm: Nabelschnur und Plazenta? Die Plazenta taucht im Register der *Traumdeutung* so wenig auf wie die Nabelschnur.

ihm selbst gehört? Ist es Teil des Anderen, gehört es zu dem Anderen, gehört es zu beiden und zu keinem? Ist es vom Selbst oder vom Anderen abhängig oder von beiden? Sind wir davon abhängig? Ist es nur Luxus, oder ist es lebensnotwendig?

Der Phallus in der Rolle der Nabelschnur dient als Zugang, Brücke, Mittler, Verbindung. Wer oder was ist das andere Ende dieser Verbindung?

Nach Dorothy Dinnerstein (1979) neigt der Mann dazu, Frauen auf einen halbmenschlichen Status zu reduzieren. Der Mann »benutzt« die »Dienste« der Frau als ein »Mittel oder Objekt«, das zwischen ihm und der Welt steht. In der Sprache des Embryologems heißt das, daß der Penis zu einer Nabelschnur wird, die den Mann – als *Plazenta* – an die Frau bindet.

Solche »Plazenta«-Beziehungen unter Erwachsenen sind ganz normal, und sie sind normalerweise reziprok. Es lohnt sich, hier eine kleine Zäsur zu machen und dieser Frage nachzugehen, denn diese ganze Angelegenheit ist in der Theorie nicht weniger verworren als in der Praxis. Man müßte ein zusätzliches Buch schreiben, um diesen Dingen auch nur in Ansätzen gerecht zu werden. Ich will hier nur einen Punkt herausgreifen, in dem sich allerdings sehr viele Aspekte zusammendrängen.

III

Erich Neumann (1978) schreibt:

> »Überall also, wo das Weibliche als fruchtbar auftritt, ist es auch die uroborische Schlangenfrau, das Weib mit dem Phallus, die Einheit von Gebärendem und Zeugendem, von Leben und Tod. Deswegen ist die Gorgo mit allen männlichen Attributen ausgestattet,

der Schlange, dem Zahn, den Eberhauern, der hervorgestreckten Zunge und manchmal sogar mit dem Bart.« (S. 166)

Wer entscheidet eigentlich, daß eine Schlange, ein Zahn, Eberhauer, eine herausgestreckte Zunge und manchmal sogar ein Bart *männliche* Attribute sind?

Betrachten wir noch einmal jene Schlangen, die sich so häufig um oder in Muttergöttinnen schlängeln. Welchen Grund gibt es eigentlich, sie als phallische Symbole anzusehen? Aus diesem Blickwinkel werden sie erst zu einem wesentlichen Bestandteil in Theorien vom phallischen Narzißmus und von der Kastrationsangst, von Penisneid und von phallischen Frauen.

In diesen Schlangen phallische Symbole zu sehen, scheint mir ein sehr aufschlußreicher Irrweg und eine eindeutig entstellende Deutung.*

Hat denn einst, als diese Schlangengöttinnen Kultfiguren waren, überhaupt jemand gewagt, sie *anzusehen,* so wie wir das heute tun, ohne Skrupel oder Angst? Sie stammen aus einer Zeit, als wir *in* der Großen Mutter waren. Wir sind stolz darauf, daß sich unser Bewußtsein weiter-

* DeMause (1981) schreibt über diese Verdrehung:
»Wenn der Patient erschreckendes Material mit einem offenkundig fötalen Inhalt liefert, dann wird es entweder ignoriert oder auf späteren oralen oder phallischen Ebenen gedeutet. Als zum Beispiel Abraham von einem Patienten berichtete, der sein Leben lang Alpträume von einer blutsaugenden Spinne hatte, die aus einem Ei kam, um ihn zu zermalmen, deutete er das Blutsaugen als ›ein Kastrationssymbol‹. Oder als Ralph Littles Patient Alpträume von einer entsetzlichen, ihn unter sich begrabenden Spinne hatte, zusammen mit der Vorstellung, er sei durch eine Nabelschnur mit seiner Mutter verbunden, so daß ›Blut in ihn oder in sie fließen mußte, mit dem Ergebnis, daß nur einer von ihnen leben konnte und der andere sterben mußte‹, da nannte auch er die Spinne eine ›kastrierende Mutter‹.«

entwickelt hat und auf einer »höheren« Stufe steht, denn wir sind in der Lage, nicht nur eine figürliche Darstellung dessen, in dem wir selbst drin sind, nüchtern und von außen zu betrachten, sondern wir können alles, in dem wir drin zu sein scheinen, von außen betrachten.
Neumann beschwört eine intensive embryologisch-mythische Vision vom Bild der Kâli, der ursprünglichen verschlingenden Mutter. Was verschlingt sie? Nicht unseren Penis! Unsere Nabelschnur.

> ». . . indem sie umgeben von der Flammengloriole in grausiger Hockstellung und unmenschlicher Vielarmigkeit die Eingeweide frißt, die die Bauchhöhle des Leichnams mit ihrem Maul verbindet, eine tödliche Nabelschnur des Verderbens«. (S. 151)

Es kann das Gefühl entstehen, daß Plazenta und Nabelschnur zur Mutter gehören oder von der Mutter gestohlen worden sind.
Eine um ihre Hüfte geschlungene Kobra läßt an die Nabelschnur denken, nicht an die Gebärmutter und auch nicht an einen Penis.
Róheim mißt intrauterinen Bildern, Symbolen und der Regression großen Wert bei, aber wie bei Neumann und den anderen Vertretern dieser Richtung sind Schlangen, Würmer usw. männliche Attribute, und wir haben es wieder einmal mit der »phallischen Frau« zu tun. »Der phantasierte Penis der Mutter macht dem Mann Angst«, nicht ihre eigenen furchterregenden Fähigkeiten.
Plazenta und Nabelschnur gehören nicht zur Mutter,*

* Feldmar (1978) schreibt über diese Phantasie:

> ». . . Ich war als Gastredner in einer Ärzterunde in einem großen Krankenhaus in B.C. Ich traute meinen Ohren nicht, als der Leiter der Entbindungsstation anfing, über ›die Plazenta der Mutter‹ zu reden. Es mag auf den ersten Blick wie Haarspalterei aussehen,

auch wenn das viele Leute anders sehen. Es sind keine geschlechtsspezifischen Attribute. Es könnten Symbole jener Teile unseres intrauterinen Selbst sein, von denen wir uns bei der Geburt getrennt haben, die aus unserer eigenen dualen Einheit im Lebensbereich des großen Mutterleibes ausgeschlossen und fälschlicherweise dem Mutterleib selbst zugeteilt und – zusammen mit dem Mutterleib – als zu der Mutter gehörend angesehen worden sind. Das ist ungefähr so, wie wenn man ein Schiff fälschlicherweise für das Meer ansieht. Diese Verwechslung wird erst recht kompliziert, wenn man diese ausgeschlossenen Elemente zu männlichen Attributen und zu phallischen Symbolen macht. Schiffe werden zu phallischen Symbolen des Meeres.
So verwechselt man Merkmale, Zeichen, Symbole und Vorstellungsbilder von unserem Trophoblast mit einem zur Mutter gehörenden intrauterinen Penis. Die Welt und wir, das männliche und das weibliche Prinzip, Yin und Yang sind dann aus dem Gleichgewicht, und tausend Dinge geraten durcheinander.

IV

1. Eine 24jährige Dame leidet an Colitis ulcerosa. Nach ihrem letzten Blutsturz wurde ihr zu einer Kolostomie geraten. Sie konsultiert mich, »um nichts unversucht zu lassen« und als »ihre letzte Chance«. Obwohl sie medizi-

wenn man darauf hinweist, daß eine Frau zu dem Zeitpunkt, wo sie entbindet, *ihre* Plazenta sicherlich verloren hat. Was dieser Arzt meint, ist ›die Plazenta des Neugeborenen‹. Der Lapsus läßt jedoch ein Denkmuster erkennen, das festlegt, wie einer eingestellt ist und handelt.«

nisch und chirurgisch mit aller Sorgfalt untersucht worden ist, ist noch nie jemand auf die Idee gekommen, sie zu fragen, wie sie die Erkrankung aus ihrer Sicht beurteilt.

Da sie nie gefragt worden war, hatte sie auch keinem erzählt, daß sich von ihren Eingeweiden zu ihrer Mutter ein Seil spannte. Es war zwar immer da, aber nur wenn sie versuchte, sich in Gedanken zu weit von ihrer Mutter zu entfernen oder mehr als drei Kilometer von ihr wegzukommen, zerrte das Seil an ihren Eingeweiden. Es war immer wieder vorgekommen, daß sie an derselben Stelle auf dem Gehweg wie angewurzelt stehen blieb und mit aller Macht versuchte, einen Schritt weiterzugehen. Sie konnte spüren, wie das Seil an ihren Eingeweiden riß und die Blutung auslöste.

Man könnte sagen, dieses Seil ist das getreue Abbild ihrer Bindung an die Mutter; es veranschaulicht, wie sehr ihre Mutter sie in der Gewalt hat. Es ist gewiß kein phallisches Symbol, aber es könnte das symbolisieren, was auch die Nabelschnur symbolisieren kann.

2. Wenn er – und das ist fast immer – zusammengerollt im Bett liegt, vergißt er alles um sich her. Wirbelnd fliegt er durch seinen Penis hinaus in andere Welten und kehrt zu gegebener Zeit wieder zurück. Das wiederholt sich immer und immer wieder. Als 22jähriger wird er nun schon ein Jahr lang so stark von diesen Abenteuern in Anspruch genommen, daß er kein Interesse an Mädchen, an seinem Studium oder auch nur am Essen bekundet.

Die dynamische Struktur hier verweist unmißverständlich auf die Nabelschnur. Durch ein Strudeln der Nabelschnurarterien wirbelt er in die andere Welt der Plazenta und kehrt zu gegebener Zeit durch seine Nabelschnurvene zu seinem fötalen Selbst zurück.

Ich lasse die Frage offen, »was wir davon zu halten haben«, daß eine solche Übereinstimmung zwischen der biologischen und psychologischen Seite unseres Selbst die beiden fast ineinander übergehen läßt.

3. Er ist mit seinen dreißig Jahren ein erfolgreicher Geschäftsmann, fühlt sich aber als hoffnungsloser Versager. Er und sein Penis sind für ihn wie das baumelnde, schlaffe Überbleibsel der abgeschnittenen Nabelschnur. Er ist ein zu nichts zu gebrauchender, armseliger Schlappschwanz.

Im Englischen gibt es kein Wort für das fötale Ende der abgeschnittenen Nabelschnur. In einigen Teilen der Welt gibt es jedoch eine Bezeichnung dafür, und man mißt ihm dort besondere Bedeutung bei.

4. Er fühlt sich abgeschnitten. Sein ganzes Leben hat er sich so gefühlt, und er sieht auch entsprechend aus. Sein Blick ist starr. Vergeblich versucht er, wie er sagt, durch einen Spiegel zu blicken, der für die anderen eine durchsichtige Scheibe ist. Augen, in die er nicht blicken kann, sehen in ihn hinein.

5. Er war fünfundzwanzig. Erfolgreich, gutaussehend, ungestüm.

An einem Herbsttag in Venedig (es hätte nicht romantischer sein können) saß er spätnachmittags auf dem Markusplatz an einem Tisch seiner Freundin gegenüber und beobachtete den Strom der Passanten. Da trafen sich ihre Augen. Eine riesige Überraschung! Etwas vollkommen Neues! Es war also doch möglich! Die alte, alte Geschichte. Er konnte es nicht glauben. Im Liebestaumel versank er in einem Strudel zwischen ihren Augen und schwamm im Innern eines Regenbogens zum Regenbogenland. Ein paar Sekunden später hatte er sich erholt. Sie saßen immer noch an dem Tisch und blickten sich in die Augen.

Nach einigen Jahren war er zwar nicht mehr verliebt, aber er fühlte sich nie wieder abgeschnitten.

6. In *Il Trionfo della Morte* schildert D'Annunzio, wie sich Giorgio Aurispa vorstellt, er hacke Ippolita die Hände an den Handgelenken ab:

> »Er legte die beiden Handgelenke dicht nebeneinander und machte wieder die Bewegung, als hacke er sie mit einem einzigen Hieb ab. Das Bild, das er im Geiste sah, war so lebendig, als sei es Wirklichkeit. – Auf der Marmorschwelle einer Tür voller Schatten und Erwartungen erschien die Frau, die zu sterben hatte, und an den Enden ihrer ausgestreckten bloßen Arme ergossen sich zuckend zwei rote Fontänen dort, wo die Venen in ihren Handgelenken durchschnitten waren.« (Zitiert von Praz, 1970, S. 284)

Wieder einmal haben wir es mit der Struktur der Nabelschnur zu tun – zwei Handgelenke dicht nebeneinander, ausgestreckte bloße Arme, zwei rote Fontänen, die sich aus den durchschnittenen Venen ihrer Handgelenke ergießen, die plazentare Frau, die zu sterben hat, die Pforte am Gebärmutterhals, die mit einem Hieb abgehackten Handgelenke, die durchschnittene Nabelschnur.

In seinem Gedicht »Le Mani« träumt der Dichter von der entsetzlichen, lockenden, hoch aufgerichteten, bewegungslosen, verstümmelten Frau mit den abgehackten Händen – und die immer noch lebenden Hände liegen in zwei roten Blutlachen, und kein Tröpfchen Blut befleckt sie.

7. In »Forse che sì« steht die folgende Passage, die die sogenannte Kunst der Liebe fast ausschließlich in Begriffen eines sehr unangenehmen perinatalen Dramas um Fötus, Nabelschnur und Plazenta schildert, eine Passage, in der viele der bisher erörterten Variationen zusammengefaßt sind.

> »Und im fahlen Zwielicht . . . kam es zu dem wilden Ringen zweier Feinde, Leibesmitte eng an Leibesmit-

te gepreßt, von den wachsenden Qualen im Nacken die Adern angeschwollen und danach schreiend, durchschnitten zu werden, das rasende Zittern des einen, der angestrengt darum kämpft, die roten Wurzeln des Lebens aus ihren tiefsten Tiefen zu reißen und sie über die mögliche Grenze menschlicher Erregung hinauszuschleudern.

Der Mann schrie auf, als werde ihm seine Männlichkeit mit äußerster Grausamkeit herausgerissen; er richtete sich auf und fiel dann nach hinten. Die Frau bebte, und ihr Röcheln ging in ein Stöhnen über, das noch unmenschlicher war als der Schrei des Mannes. Und beide blieben erschöpft am Boden liegen, im purpurnen Halblicht, lebend, besudelt, doch mit etwas Leblosem zwischen ihnen, mit den Überbleibseln eines düsteren Verbrechens zwischen ihren Leibern – die sich nun voneinander gelöst hatten, an der Stelle jedoch zusammengepreßt blieben, wo dieses düstere Verbrechen begangen worden war, erschöpft und stumm, überwältigt von einer Liebe, die ihre eigene Liebe überstieg und die vielleicht aus den Gefilden zerfetzter, verworfener Schönheit zu ihnen kam.« (Zitiert von Praz, op. cit., S. 299)

8. »Wo, gleich einem Kissen auf einem Bett,
Ein trächtiges Ufer anschwoll, zu betten
Des Veilchens hinsinkendes Haupt,
Saßen wir zwei, einer dem andern das Beste.
Unsere Hände waren fest aneinandergeschmiedet
Mit einem beständigen Balsam, der dort uns erwuchs,
Unsere Blicke verflochten sich und reihten
Unsere Augen auf einen Doppelfaden;
Unsere Hände so miteinander verwachsen zu lassen,
War für uns der einzige Weg, eins zu werden.«*

* »Die Ekstase« von John Donne.

Die Hände aneinandergeschmiedet, zusammengewachsen, die Augen an dem Doppelfaden ihrer verschlungenen Blicke hängend – so werden die zwei an dem anschwellenden trächtigen Ufer zu einer dualen Einheit.

10. KAPITEL

Der Eintritt

I

Der Geist tritt in die Materie ein: Der Erleuchtete Eine betritt die Erde. Jonas wird vom Wal verschluckt. Wir versinken in Schlaf. Die Keimblase dringt in das Endometrium ein.

Sieben bis neun Tage nach der Empfängnis sind wir eine hohle Kugel aus ein paar hundert Zellen. Die meisten dieser Zellen sind Vorfahren jener Zellen, die dazu bestimmt sind, die Gebärmutter mit uns zu teilen, uns zu dienen und bei unserer Geburt zu sterben. Sie werden unser Trophoblast sein. Einige wenige von ihnen sind die Vorfahren derer, aus denen wir uns entwickelt haben. Die Kugel bettet sich in das Endometrium ein. Wir greifen mit Fühlern nach dem weichen Blut. Wir halten uns fest, schlagen Wurzeln und fangen an zu versinken. Die Gebärmutter schwillt an, um uns zu umfassen. Die uterinen Blutgefäße baden uns in Blut, sonst sterben wir; Drüsen liefern reichlich Flüssigkeiten, die Gebärmutter verschafft uns Platz, und schützende Gewebe fangen an uns zu umhüllen.

II

In der Psychoanalyse wird das Thema des Eintritts entweder als eine Regression von der genitalen Sexualität angesehen, oder aber als eine Variation zum Thema der Geburt: eine Umkehrung der Geburt.

So stellt Freud fest:

> »In den Träumen wie in der Mythologie wird die Entbindung eines Kindes aus dem Fruchtwasser gewöhnlich mittels Umkehrung als Eintritt des Kindes ins Wasser dargestellt; neben vielen anderen bieten die Geburt des Adonis, Osiris, Moses und Bacchus gut bekannte Beispiele hiefür.« (Studienausgabe, Band II, S. 392)

Von einem »schönen Wassertraum« einer Patientin heißt es:

> »In ihrem Sommeraufenthalt am x-See stürzt sie sich ins dunkle Wasser, dort, wo sich der blasse Mond im Wasser spiegelt.« (S. 391)

Er sagt uns dazu:

> »Träume dieser Art sind Geburtsträume; zu ihrer Deutung gelangt man, wenn man die im manifesten Traume mitgeteilte Tatsache umkehrt, also anstatt: sich ins Wasser stürzen – aus dem Wasser herauskommen, d. h. geboren werden.« (S. 391)

Erinnern wir uns: Für Freud ist die Geburt ein rein objektiver biologischer Vorgang für das Baby. Zu dem Zeitpunkt kommt ihr nichts von der Bedeutung zu, die wir ihr später zuschreiben. Ich behaupte nun: unsere biologische Entsprechung zum Eintritt ist die Nidation, während uns die Geburt eine biologische Entsprechung zum Austritt bietet.

Obgleich die offensichtlichen Entsprechungen einmal Nidation und Eintritt und zum anderen Geburt und Austritt sind, hat jede Schwelle ihre zwei Seiten. Freuds Feststellung, daß Eintrittsträume nichts anderes seien als Austrittsträume der Geburt, hat vergessen lassen, daß die embryologischen Verwandlungen der biologischen Einbettung einerseits und das Thema des Eintritts, des Sich-Niederlassens und Versinkens in Mythen, Träumen und menschlichen Dramen andererseits genau zusammenpassen.

Fodor (1949) zählt neunundzwanzig Träume auf, die seiner Ansicht nach typische Symbole eines Geburtstraumas enthalten.

Die Sammlung umfaßt größtenteils *Eintritts*träume, aber er deutet sie, wie Freud, als Träume von einer umgekehrten Geburt.

Im Gegensatz zu Freud – und in Übereinstimmung mit Rank und anderen – war Fodor überzeugt, daß die Geburt kein rein objektiver Vorgang ist, sondern in dem Augenblick tief empfunden wird, und daß dynamische Effekte dieses Vorgangs die ganzen Jahre hindurch weiterwirken und sich in Träumen und Phantasien und Handlungsmustern als Symbole manifestieren.

> ». . . Ofen, Bogengang, Höhle, Wasserloch, Falltür, Sarg, Krake, Lokomotive, Eisenbahnbrücke, Tiere in wilder Flucht, dunkle Straße, Schlamm, Schnee, Federn, Unterholz, Berg, Lawine, Flußufer, Parks und Wasserläufe als Symbole; oder das dynamische Element des Gehens, Schwebens, Absteigens, und im Gegensatz dazu das Gefühl, im Boden verwurzelt zu sein oder gegen ein Hindernis gedrückt zu werden«, all das hat »eindeutig mit Geburtsängsten zu tun«. (S. 10)

Für Fodor ist es »offenkundig«, daß ein Traum »oft den Prozeß der Geburt umkehrt«. (S. 10–11)

Offensichtlich ist die Geburt die Umkehrung des manifesten Inhalts vieler Träume. Es ist jedoch nicht offensichtlich, daß diese Träume ihre Umkehrung symbolisieren.

Wenn man nicht zuläßt, daß sich die biologische Metapher – gleichsam wie eine Ziehharmonika – über die Geburt hinaus bis zur Empfängnis ausdehnt, kommt man zu einer entstellenden Deutung.

Erlauben wir aber der biologischen Metapher die volle Ausdehnung bis zu den frühesten, noch nicht sichtbaren, mikroskopischen Stadien unseres Lebenszyklus, legt Fodors Liste die folgenden Entsprechungen nahe:

Das Innere der Gebärmutter vor der Nidation: Stufen, Flußufer, Parks, Schweben, Gehen und Schweben, Absteigen.

Endometrium vor der Nidation: Wasserloch, Schlamm, Schnee, Unterholz.

Ort der Nidation: Wasserloch.

Embryo-Chorion-Bläschen: Sarg, Ofen.

Nabelschnur: Bogengang, Brücke, Peitsche, Krake.

Gebärmutterpuls: Tiere in wilder Flucht.

Ich kann nichts sehen, was uns berechtigen würde, all diese Eintrittsthemen – jemand sinkt verzückt in ein Bett voller Wonnen, oder er wird hineingezogen, wird vom Treibsand verschlungen, sinkt im Sumpf ein, wird lebendig begraben – als umgekehrte Geburtssymbole zu betrachten. Ihre biologische Entsprechung der Nidation ist augenfällig. Doch Träume, Phantasien und Phobien dieser Art sind von Winnicott, Lake, Grof und anderen immer wieder als Variationen einer perinatalen Matrix gedeutet worden. Ein Grund dafür mag darin zu suchen sein, daß ihre offenkundige Übereinstimmung mit dem Eintritt in das Endometrium – oder ihre Entsprechung dazu – die Theoretiker so sehr verwirrt, um nicht zu sagen: in Verlegenheit bringt, daß sie mit dem Argument abgetan wird, etwas so Absurdes sei gar nicht denkbar, geschweige denn, einer ernsthaften Betrachtung wert.

Géza Róheim (1973) ist ein weiterer typischer Fall. Er stellt die zweifelhafte These auf, der zufolge das Thema des Eintritts in zahllosen Variationen das Grundthema aller Träume ist. Er geht dann darüber hinaus und verheddert sich in einem Theorieknoten, indem er wieder einmal – mit dem gleichen Taschenspielertrick wie Freud und andere – das Einbetten, wie er es nennt, als eine Umkehrung der Geburt deutet. Dadurch entgehen ihm all die ergiebigen und detaillierten Entsprechungen zwischen der Struktur des Eintritts in Träumen und Mythen und dem embryonalen »Einbetten«.

Er erzählt den Traum einer Navajo-Frau in mittleren Jahren:

> Es war Winter. Ich suchte etwas, weit weg von zuhause. Wegen des Schnees kam ich vom Weg ab. Ich fürchtete mich vor dem Dunkel und versuchte, zu meinem Ausgangspunkt zurückzufinden – ich sah einen Erdhaufen und ein Loch.
>
> Die Hitze traf eine Seite meines Körpers. Sie kam aus dem Loch, es war ein gutes Gefühl. Ich ging näher heran und blickte in das Loch. Dann hörte ich ein Geräusch, so als atmete jemand. Ich hatte nun keine Angst mehr.
>
> »Wer ist da?« fragte sie. »Jemand«, kam die Antwort.
>
> Ich erzählte dem Mann, daß ich mich verirrt hatte und daß ich in das Loch wollte. »Ganz gleich, wer du bist, ich will die Nacht über bei dir bleiben«, sagte ich. Ich wurde aufgefordert, hereinzukommen. Ich ging ein wenig weiter, und der Raum wurde größer. Er war innen mit weicher Zedernrinde ausgekleidet, und ein Feuer flackerte. Jemand lag vor mir, und er setzte sich auf. Es war ein Bär. Er fragte mich, woher ich komme. Er sagte: »Also gut, Enkeltochter, leg dich auf das Lager hier, niemand wird dir wehtun.« *Ich schlief ein.* Der Bär schnarchte, ich war wach. Ich schlief wieder ein. Der Bär begann zu heulen: »Steh auf!« Ich schlief wieder ein. Ich wachte auf, der Bär klopfte mir auf die Schulter und zeigte mir mit seiner

Pfote, wo es hinging. Ich sprang aus dem Loch und war wach. (S. 71)

Róheim kommentiert:

»Das Loch, in das sie kriecht und das dann zu einem Raum wird, und ihr Schlafen in diesem Raum – das ist es, was wir mit dem elementaren Traum meinen.« (S. 71)

Solche Träume des Versinkens werden nicht als Symbole des Geschlechtsverkehrs erklärt (1971). Der manifeste Inhalt solcher Träume

». . . ist nicht etwa ein Phallus, der in eine Vagina eindringt, oder ein Kind auf dem Weg in den Mutterleib; vielmehr ist es eine Person, die selber in einen Keller oder in einen Tümpel oder in ein Loch usw. stürzt oder hineingeht . . .« (S. 57)

Und wenn Lewin (1950) das Gefühl des Versinkens oral als eine Umkehrung des Essens deutet, dann findet er auch das »nicht gerade überzeugend«. Das gilt allerdings auch für seine eigene Deutung dieses Gefühls als einer »Umkehrung der Geburt«.

Wie Freud und die anderen nimmt er sich die Freiheit, das Thema umzukehren, damit es zu seinem Paradigma von der Geburt paßt. Sicher, das manifeste Thema ist der Eintritt und nicht der Austritt. Na und? »Wir brauchen doch nichts weiter zu tun, als die Folge der Ereignisse umzustellen.« (S. 133)

Es scheint, um mit Neumann zu sprechen, eine »Grundgleichung Weib = Körper = Gefäß« zu geben, und das entspricht »der vielleicht elementarsten Grunderfahrung . . . vom Weiblichen«. (S. 51)

Doch die embryologischen Morpheme des Gefäßes als Thema, Motiv und Struktur kommen – wie in Embryologemen – nicht nur im Sinne der Großen Mutter als totaler mütterlicher Organismus vor, sondern auch als die

Gebärmutter vor und nach der Nidation, als unsere eigene Zona pellucida und als unser Trophoblast nach seinen verschiedenen Verwandlungen (Keimbläschen, Chorion) und schließlich auch als das endgültige System aus Amnion, Nabelschnur und Plazenta.
Es gibt jedoch viele embryologische Morpheme, die der Gestalt des Gefäßes entsprechen. Das Gefäß kann uterin-mütterlich oder es kann trophoblastisch-embryonal sein.
Neumann (1956) neigt nicht nur dazu, makroskopische fötale und mütterliche Formen zu verwechseln, sondern er übergeht auch die mikroskopischen embryonalen Entsprechungen zwischen embryologisch-trophoblastischen Formen in Mythen und Ritualen.

> »Der König kommt zur Macht, indem er den ›Thron besteigt‹ und so seinen Platz auf dem Schoße der Großen Göttin, der Erde, als ihr Sohn einnimmt.« (S. 103)
>
> »Im Weiblichen verbindet sich immer und bis in die Moderne hinein der Gefäßcharakter, ursprünglich der Höhle, später des Hauses, und das Innen-Sein, das im Hause geborgen, geschützt und gewärmt Sein mit dem ursprünglichen Geborgensein im Mutterleib.«* (S. 138)

* »Von der Geburt Gilgameschs hieß es, sie sei darauf zurückzuführen, daß ein Mann ›hineingelangte‹. Die griechische Version ist exotischer und poetischer: ›Der Danae Sohn, geboren, so sagen wir, aus Gold, das von selber floß‹, wie Pindar es ausdrückte – Zeus in Gestalt eines Goldregens, auch wenn später rational denkende Menschen typischerweise das Gold zu einem Bestechungsgeld für ihre Wärter reduzierten. Zwei andere seltsame Details sind einmal *der eherne unterirdische Bau* und zum anderen, daß Mutter und Kind in einem *Kasten* dem *Meer* übergeben wurden. Zu beidem gibt es Parallelen in anderen griechischen Mythen. Der Bau läßt an das Bronzegefäß denken, einen Ort

Die Veränderungen in der Erfahrung, die Jung in seinen Werken umfassend charakterisiert hat und die auch von Neumann, Campbell, Eliade und Perry geschildert worden sind, lassen keinen Zweifel daran, daß die Strukturen und Sequenzen, anhand derer der menschliche Geist seine eigenen dramatischen Veränderungen zu erfahren scheint, den frühesten mikroskopischen embryologischen Strukturen und Sequenzen der Veränderung – wie auch den späteren makroskopischen – sehr genau entsprechen.

III

1. Er ist ein gewöhnlicher Mann. Er macht die Augen zu. Er liegt am Boden, auf dem Rücken. Er empfindet seinen Körper nicht mehr so wie sonst. Die Erde oder der Bo-

der *Zuflucht für Eurystheus* oder der *Gefangenschaft für Ares,* während der Kasten ein fast schon traditionelles Verfahren ist, unerwünschte Verwandte oder Neugeborene loszuwerden (zum Beispiel Tenes und seine Schwester Hemithea). Es ist verlockend, wenn auch nicht gerade plausibel, an *unterirdische Getreidesilos* oder *riesige ›bienenkorbförmige‹ Kuppelgräber* als Vorläufer der Idee des ehernen Baues zu denken. Die Idee des schwimmenden Kastens läßt sich nicht so glatt deuten, und da es eine lose Parallele zu *Moses und seinem Kästlein von Rohr* gibt, scheint es eher angebracht, dabei an ein weitverbreitetes Volkssagenmotiv zu denken (anstatt beispielsweise an eine Freudsche Erinnerung an den Embryo).« (Kirk, 1974, S. 148. Hervorhebungen R. D. L.)
Hier sind einige der mythologisch-mikroskopischen Entsprechungen:

ein Kasten im Meer	Zona pellucida im Gebärmutterkanal oder -hohlraum
Gilgamesch, Eurystheus, Ares und andere	embryonale Helden
der unterirdische eherne Bau, unterirdische Getreidesilos, bienenkorbförmige Kuppelgräber	das Chorionbläschen, bevor das Blut kommt

den könnten ihn verschlingen. Er ist eine Art undefinierbarer Säuregeschmack.
Er hatte sich vergewissert, daß ein Teppich zwischen ihm und dem Boden lag. Doch das spielt jetzt keine Rolle mehr. Er versinkt in dem Boden, in der darunterliegenden Tiefe. Sie umgibt ihn ringsum.
2. Sie schwebt umher. Sie ist frei, ungebunden. Sie hat keinen Anker. Sie fühlt sich außerhalb und weiß nicht, wie sie hineinkommen soll. Sie würde gerne zubeißen, sich hineinfressen. Aber noch bevor sie richtig zu einem Biß ansetzen kann, wird sie in dem Moment, da sie es wagt, einen Fühler auszustrecken, schon bei der leichtesten Berührung hineingezogen, verschlungen, versenkt, begraben und erstickt.
3. Er erinnert sich, wie er als Kind unter der Bettdecke lag. Er spürte, wie sie dick und schwer wurde, sich in breiigen Mörtel verwandelte und ihn unter sich begrub.
4. Er legt sich nieder, schließt die Augen, atmet tief durch, entspannt sich und richtet seine ganze Aufmerksamkeit auf sein Gesicht, das er nun unmittelbar spürt. Sein Stirn ist ein leerer Raum. Seine Wangen sind Erdwälle. Seine Kinnbacken sind Felsen. Er liegt als verstörtes und vor Angst zitterndes Knäuel unter ihnen, erdrückt von den Erdwällen und Felsen seiner Wangen und Kinnbacken. Er müht sich vergeblich, zur leeren Kuppel seiner Stirn aufzusteigen.
5. Im Traum ist sie in einem Sumpf begraben, wo es Reptilien und Alligatoren gibt. Sie ist mit einem Mann zusammen, der sie beschützen soll. Er soll einen Weg nach draußen finden. Aber er kann nicht.
6. Biologische und psychologische Vorstellungsbilder fließen manchmal zusammen:
Eine Dame geht im Traum durch ein Loch im Boden. In

der unterirdischen Welt wird sie von Zelltieren und Tierzellen bedrängt.

Penis und Vagina liefern viele Varianten zum Thema des Eintritts und der Aufnahme.
Wenn eine Vagina einen Penis aufnimmt oder wenn ein Penis in eine Vagina eindringt, dann sind das objektive Vorgänge, die auf vielfältige Weise erfahren werden können. Was es bedeutet, was es heißt, ist im objektiven Gerüst des Vorgangs nicht vorgegeben.
In etwas hineinzukommen, in dem man bereits drin ist, oder herauszukommen, wenn man bereits draußen ist, das ergibt kein Drama. Es besteht ein gewaltiger Unterschied zwischen dem einen, der vor der Frage steht, ob er drinbleiben oder hinausgehen soll, und dem anderen, für den es darum geht, ob er draußen bleiben oder hineingehen soll.
Man kann offenbar das Thema des Fallens und Versinkens keineswegs als eine Verschlüsselung des Themas des Austritts – aus der Gebärmutter oder anderswo – erklären, ungeachtet der Tatsache, daß der Austritt aus der Gebärmutter in der Tat mit einem Absteigen und Eindringen in den Beckenboden beginnt. Aber das ist etwas ganz anderes, als in einem Sumpf oder einem Blutbad zu versinken. Und es ist auch nicht einleuchtend, daß sich alles um diese eine Art des Eintritts drehen soll, um Penis und Vagina, Brustwarze und Mund.
7. Er ist aus allem heraus. Er ist nur noch halb bei Sinnen, hat keinen Kontakt mehr zu seinen Gefühlen. Empfindungen kommen auf ihn zu, ohne ihn zu erreichen. Er weiß, daß sein Körper eigentlich ihm gehört, aber er weiß nicht mehr, wie oder warum.
Wenn ich nur, so sagt er sich voller Verlangen, mich selbst in meinen Verstand versenken könnte, meinen

Verstand in meine Gefühle, meine Gefühle in meine Empfindungen, meine Empfindungen in meinen Körper und dann alles zusammen in meinen Penis und meinen Penis in eine Vagina, die bereits in all dem versunken ist, wovon ich ausgeschlossen bin. – Ja, wenn er nur könnte! Dann wäre er wieder in allem drin.

8. 1974 verbrachte Mick Csaky (1979) eine Stunde in einem von John Lillys Deprivationstanks, die wie fliegende Untertassen geformt sind und einen Durchmesser von zweieinhalb Metern haben. Auf dem Rücken liegend schwamm er nackt in dem stark salzhaltigen körperwarmen Wasser und kreiste dabei langsam in völliger Dunkelheit und völliger Stille. Er hatte einen stechenden Schmerz in Mund und Nase, seine Finger tasteten hilflos nach der Tür. Er konnte die Wände nicht von der Decke oder dem Boden unterscheiden. Er verlor alle Bezugspunkte. Sein Körper löste sich auf, und er fiel

> » in einer Wolke aus Regentropfen zur Erde. Es war so klar und einfach wie die Zeichnung in einem Schulbuch: das Wasser aus dem Meer wird von der Sonne angezogen und fällt als Regen aus den Wolken wieder ins Meer oder auf trockenes Land zurück.«

Weich wie eine Wolke landete er im felsigen Bett eines Cañons, vom roten Staub bedeckt, und versickerte langsam in den Felsspalten. Er glitt an Versteinerungen und glitzernden kristallinen Schichten vorbei.

> »Ich spürte keinen Übergang von hart zu weich. Bewegte ich mich eben noch unter Granit-Atomen, so wurde ich im nächsten Augenblick von einem unterirdischen Fluß davongetragen und fortgewirbelt. Der Strom verlangsamte sich, und ich vereinigte mich mit dem Meer. Ich blieb still und ruhig liegen und dachte an nichts.«

Die Zeit verging. Er hatte auf einmal das Gefühl, nicht

mehr allein zu sein. Sein ganzes Dasein wurde zusammengedrängt und eingeschränkt. Da war noch jemand. Sie umkreisten einander in dem gleichen langsamen zyklischen Rhythmus.

> »Blitzartig überfiel mich die Erkenntnis, und ich rief: ›John!‹, denn ich wußte, es war mein Zwillingsbruder John. Wir schwammen zusammen im Mutterleib. Die Begegnung übte eine heftige emotionale Wirkung auf mich aus. Frei schwebend wie eine Qualle ließ ich meinen Tränen freien Lauf.« (S. 19)

Er ist ein eineiiger Zwilling.

Wenn man versucht ist, die Möglichkeit einzuräumen, daß er in dem Tank einen Aspekt seines Lebens im Mutterleib mit seinem Zwillingsbruder noch einmal durchlebte, dann sind manche detaillierten intrauterinen Erfahrungen des postnatalen Lebens möglicherweise etwas anderes als phylogenetische Erinnerungen oder Phantasien einer empathischen Identifizierung oder unerklärliche Irrwege. Wenn das intrauterine Erlebnis Csakys mit seinem Zwillingsbruder ein *Wieder*-Erleben sein kann, dann steht kein unumstößliches Prinzip der Spekulation im Wege, daß er in diesem Wolkenerlebnis noch einmal das Gefühl des Versinkens im Endometrium durchlebte.

Wäre es nicht so weit hergeholt, sähe man sich versucht, mit dem Gedanken zu spielen, daß es sich selbst in diesem Fall, wo einer das Gefühl hat, weich wie eine Wolke auf einem von rotem Staub überzogenen Felsen zu landen und zu versinken, um eine Neuauflage jenes Vorgangs handeln könnte, bei dem er als ein Keimbläschen auf der Oberfläche des Endometriums landete und durch Spalten im Felsgestein von Zylinderzellen immer tiefer sank.

Eine solche intrauterine Erfahrung im Erwachsenenalter ist im Modus der Erinnerung sehr selten; sie kommt gewöhnlich auch nicht im Rahmen dessen vor, was wir üblicherweise Phantasie oder Einbildung nennen. Gewöhnlich glauben wir zum gegebenen Zeitpunkt, wir durchlebten noch einmal tatsächliche Erfahrungen in diesem Stadium.

Das Thema des Eintritts kennt viele Variationen. Hier sind ein paar, die dazu beitragen sollen, die sehr spezifischen Ähnlichkeiten in der dynamischen Struktur zu veranschaulichen; so groß ist manchmal diese Ähnlichkeit zwischen ihnen und den embryologischen Vorgängen der Nidation, daß man sich fragen muß, ob die letzteren nicht (auf irgendeine unvorstellbare Weise) eine Schablone für die ersteren darstellen oder ob die beiden nicht aus einer gemeinsamen Quelle ein und dieselbe – oder zumindest eine ganz ähnliche – Schablone beziehen.

11. KAPITEL

Das Ei, die Kugel und das Selbst

I

Die Eizelle in ihrer Zona pellucida, die Samenzellen, die Zygote, das Keimbläschen vor und nach dem Verlust der Zona pellucida während des Abstiegs durch den Eileiter, die Nidation und die ersten embryonalen Stadien – sie alle übersteigen unser Sehvermögen. Sie liegen jenseits des Bereiches, den das bloße menschliche Auge und den die bloße menschliche Vorstellungskraft erfassen kann.
Erst das Mikroskop hat uns gezeigt, wie wir in diesen ersten Stadien aussehen. Obwohl in all den Jahren, bevor das Mikroskop das Geheimnis lüftete, viel spekuliert worden ist, hat unseres Wissens niemand mit seiner Vermutung recht behalten.
Die mythologische Embryologie und die embryologische Mythologie hatten der wissenschaftlichen Embryologie offenbar nichts zu bieten. (Needham, op. cit.)
Die Gnostiker hatten Visionen vom Ur-Ei des Weltalls, vom kugelförmigen ersten Lebewesen, aber sie scheinen nicht erraten oder geahnt oder erkannt zu haben, daß *wir* selbst unser physisches Leben als eine Kugel in einer Zona pellucida beginnen. Sie wußten, daß Orpheus' singendes Haupt den Strom hinunterschwimmt, aber nicht, daß wir einst als Kugeln den Strom hinunter in das Meer des Mutterleibes schwammen und dabei vielleicht göttliche Musik sangen, die unsere Ultraschallgeräte möglicherweise schon bald aufnehmen und für uns verstärken werden, damit wir uns hören werden, so wie wir uns heute schon sehen können.

Auch wenn die wissenschaftliche Embryologie von den mythologischen gnostischen oder theologischen Spekulationen vielleicht nichts lernen kann, so müssen doch die von der mikroskopischen Embryologie sichtbar gemachten Formen das Geheimnis der Frage noch vertiefen, wo wohl einige der mythisch-gnostischen Visionen herkommen.

Mead (1965) schreibt vom orphischen Ei des Weltalls, es habe

> ». . . seine Analogie nicht nur in der Keimzelle, aus der sich der Mensch und jede andere Art eines Embryos entwickelt«, sondern es habe auch »seine Entsprechung im ›aurischen Ei‹ des Menschen, über das viel geschrieben und wenig enthüllt worden ist. Die Farbe dieser Aura in ihrer reinsten Form ist schillernd. Daher finden wir bei Damscius das Zitat eines Verses von Orpheus, in dem das Ei ›silberweiß‹ genannt wird, das heißt, silbern glänzend oder perlmuttartig; er nennt es auch, wieder mit einem Orpheus-Zitat, die ›Glänzende Hülle‹ oder die ›Wolke‹.« (S. 105)

Das Amnion und sein Fruchtwasser, die Nabelschnur und Plazenta, die Gebärmutter und Vagina sind durchweg makroskopische Objekte, die man immer sehen und anfassen konnte und die zum Nachdenken veranlaßt haben und zusammen mit all dem anderen, was dazugehört, in den Dienst von Mythen gestellt worden sind.

Makroskopische embryologische Muster sind in postnatale Objekte gefaßt. Aber *mikroskopische* Muster scheinen in gleichem Maße – wenn nicht noch mehr – in den postnatalen Teppich verwoben.

Ein *Muster* ist weder groß noch klein. Es ist keine Größe. Die formale Ähnlichkeit zwischen kosmischen Mythen und erfahrungsmäßigen und embryonalen Veränderungen ist ganz besonders bemerkenswert, wenn die Entsprechungen zwischen der Weite der kosmogonischen Vorstellungen und der Kleinheit unseres eigenen individuellen biologischen Anfangs liegen.

Sehen wir uns einige dieser Entsprechungen etwas näher an.

Der Zellbiologe Lewis Thomas (1976) vergleicht indische Mythen mit wissenschaftlichen Theorien vom Ursprung des Lebens:

»Einige der Tiersagen haben den Klang der heutigen biologischen Theorie, wenn man einige Unterschiede in der Terminologie in Rechnung stellt. Eine alte Auffassung in Indien postulierte ein anfängliches Sein, die erste Lebensform auf der Erde, die unserer Version von der frühesten prokaryotischen Anordnung von membranumgrenzter Nukleinsäure entspricht, der ersten Zelle, durch Blitz und Methan geboren. Das indische Sein, unbestimmt und unbestimmbar, das sich einsam fand, den Tod fürchtete und sich nach Gesellschaft sehnte, begann anzuschwellen, sich innerlich neu zu ordnen, und dann zersprang es in zwei gleiche Hälften. Eine von ihnen verwandelte sich in eine Kuh, die andere in einen Stier, und sie paarten sich, dann verwandelten sie sich wieder in eine Stute und einen Hengst, und so weiter bis hinunter zu den Ameisen, und so wurde die Erde bevölkert. Die Geschichte ist allzu vereinfacht und enthält für moderne Zwecke zu viele Kürzel, aber der wesentliche Mythos ist erkennbar.« (S. 171–172)

Der »wesentliche Mythos«, den er in den indischen und wissenschaftlichen Mythen erkennt, ist mutmaßlich das formale Muster, das ihnen gemeinsam ist und das sichtbar wird, wenn die Form vom Inhalt abgezogen wird.

Das gleiche formale Muster findet sich in dem Muster unseres individuellen Ursprungs:

die erste Lebensform auf der Erde	die erste Form unseres Lebenszyklus
die erste Zelle	die Zygote
durch Blitz und Methan geboren	hervorgegangen aus Sperma und Eizelle
einsam, schwillt an und zerspringt in zwei gleiche Hälften	einsam, die Zygote schwillt an und teilt sich in zwei gleiche Hälften
und so weiter, bis die Erde bevölkert ist	und so weiter, bis alle Zellen unseres Körpers hervorgebracht sind

II

Deleuze und Guattari (1977) haben eindringlich geschildert, was sie als die Grundschablone des zeitgenössischen schizoiden Geistes ansehen. Es ist ein kugelförmiges Ei.

> »Das schizophrene Ei ist wie das biologische Ei: sie haben eine ähnliche Geschichte, und mit unseren Erkenntnissen über sie sind wir gegen die gleiche Art von Schwierigkeiten und Illusionen angerannt.« (S. 81)

Sie nennen es den Körper-ohne-Organe –

> »ein Ei, kreuz und quer mit Achsen überzogen, in streifenförmige Zonen eingeteilt, in Bereiche und Felder geordnet, nach Gradienten ausgemessen, von Potentialen gekreuzt, durch Schwellen markiert«. (S. 84)

Seine Oberfläche ist ein Feld mit verteilten Intensitäten, die steigen, fallen, wandern, sich verlagern. Die faktische Übereinstimmung, die sie zwischen diesem schizophrenen und dem biologischen Ei sehen, führt sie zu der

Überzeugung, daß die biochemische Theorie uns vielleicht nicht nur physische Möglichkeiten zur Kontrolle der schizophrenen Erfahrung, sondern auch Analogien zu ihrem besseren Verständnis liefern kann.
Die von Deleuze und Guattari charakterisierten Geisteszustände sind für manche ganz unverständlich, für andere völlig klar. Wir wollen auch weiterhin an diesem Unterschied festhalten und überlegen, was er bedeuten könnte.

III

Noch einmal möchte ich ohne viel Kommentar einige der in Frage kommenden Erfahrungsmuster schildern. Dabei geht es in erster Linie um den Vergleich mit unserer biologischen Geschichte von einem Zeitpunkt kurz nach der Empfängnis bis zur Nidation.
1. Er hat es immer noch nicht geschafft, obwohl er so viele neue Anläufe genommen hat. Er ist fünfunddreißig. Immer wenn er einen neuen Anlauf nimmt, gerät er in einen Wirbel, in ein High. Wenn er dann diesen Zustand überwunden hat und bereit ist, sich wirklich hineinzuknien, sticht wieder – wie immer – jemand oder etwas ein Loch in seinen Ballon und läßt die Luft raus. Das ist die Geschichte seines Lebens.
2. Sie sitzt zusammengekrümmt da. Ihre Hände bedekken ihren Mund. Trotzdem ist ein Flüstern zu hören. Es ist sehr deutlich zu verstehen. »Hier«, erklärt es, »ist sie unverständlich. Dort ist sie verständlich.« Das Flüstern sagt, sie versuche, das Unbeschreibliche zu beschreiben. Sie wird von stummen Schreien betäubt. Sie kommen aus einem Hohlraum. Sie ist hohl. Ihr Körper ist hohl. Sie bildet eine Art Fläche, die von ringartig sich ausbreiten-

den Panikgefühlen zertümmert wird. Wenn das keine Gefühle der Panik sind, dann weiß sie nicht, was es heißt, Panik zu empfinden. Sie spricht ganz leise. In ihrem Innern gibt es kein links oder rechts, hinten oder vorne, oben oder unten, innen oder außen. Ihr Körper hat keine Organe, keine Teile – nur eine Oberfläche.
Manchmal kann sie sich von »hier« nach »dort« bewegen, und von »dort« sagt sie: »Ich bekomme das, was ich sagen will, nicht heraus. Es sind nur körperliche Spuren übriggeblieben. Vielleicht sind diese körperlichen Spuren eine Fähigkeit, es *nicht* in Worte zu fassen.«
3. Er ist ein zwanzigjähriger Student.
»Ich lebe im Innern einer Kugel. Es ist wie eine Kristallkugel oder ein Ballon oder der aufgeblasene Finger eines durchsichtigen Gummihandschuhs oder ein Kondom. Meine Bilder bedecken die Innenfläche der Kugel. Sie sind meine Welt. Am liebsten würde ich alles zerschmettern, um aus der Kugel auszubrechen. Aber es gibt keinen Weg herein und keinen Weg hinaus.«
4. Es war ein Alptraum. Ich begann meine Arme und Beine und meine Figur zu verlieren. Ich verwandelte mich in eine Kugel. Ich trieb dahin. In panischer Angst wachte ich auf. Ich sprang aus dem Bett. Ich mußte meine Arme und Beine anfassen, um mich zu vergewissern, daß sie noch da waren. Ich war so erleichtert, als ich merkte, daß ich auf den eigenen Beinen stand.
5. Er hat das Gefühl, daß er in Wirklichkeit eine Art kugeliger Ballon ist. Er blickt auf seine Hände. Er kann sie nicht verstehen. Er versteht nicht, warum er Beine hat. Warum muß er auf Beinen gehen? *Wozu* dient das Gehen? Er sollte seine Beine einziehen und davonschweben können. Weshalb denn nicht? Es ergibt keinen Sinn.
Daß die Dinge so seltsam sind, verwirrt ihn.
6. Sie ist auf dem Flughafen in Sao Paulo. Ihr Flug ist um

mehrere Stunden verspätet. Sie hat eine ganze Menge getrunken.
Die Zeit wird langsamer. Und bleibt stehen. Alles, jedermann bleibt stehen. Alles ist zeitlos und reglos. Es ist alles eine Schale. Sie ist in einer Schale. Sie ist schon ihr ganzes Leben in einer Schale. Sie ist noch nie aus ihrer Schale herausgekommen. Die Schale zerspringt. Die Wände zerbröckeln. Die ganze Welt geht in die Brüche. Sie hat ihre Schale verlassen. Sie war nun ein Feuerball in einem Flughafenrestaurant. Doch keinem fiel etwas auf.

7. Ich bin auf dem Meer in einem Kästchen, einem Hausboot	Ich bin im Gebärmutterkanal in der Zona pellucida
mit meiner Tochter Mary.	mit meinem Trophoblast.
Wir treiben	Wir treiben
weg von Los Angeles, und ich schlafe ein.	weg vom Eierstock.
Dann landen wir. Ich bin am Ufer, und ich bin wach. Eine Frau ist da.	Dann landen wir auf dem Endometrium.

(Ein von Róheim, 1971, zitierter Traum.)

8. Sie ist eine Dame in den Sechzigern und führt seit über dreißig Jahren ein ereignisloses Eheleben.
Die Zeit verging, ohne daß sie es – oder *ihn*, ihren Mann – bemerkte.
Ihr Mann war immer da, aber sie hatte zu ihm nie das, was sie als persönliche Beziehung bezeichnen würde. Er war immer irgendwo in der Nähe.
Er schirmte sie vor der Zeit und dem Wandel und der Welt dort draußen ab, ohne daß ihr das auch nur in den Sinn gekommen wäre.
»Dann sagte er, er werde gehen. Und er ging.«

Ich war wundgescheuert. Ich war völlig entblößt. Der Weg war sehr beschwerlich, wie über zerklüftete Felsen am Meeresufer. Ich wußte nicht, wo ich hinging, was ich überhaupt machte, ob ich vorankam oder ob es ein Ziel für mich gab. Ich hatte keine Beine, auf denen ich hätte stehen können. Ich konnte nichts in den Griff bekommen. Ich konnte mich selbst nicht in den Griff bekommen. Ich war entwurzelt. Doch mir wurde klar, ich hatte noch nie irgendwelche Wurzeln gehabt – all diese Jahre – mein ganzes Leben.

Sie träumte:

> »Ich bin in einem Haus. Es versinkt im Sand. Von allen Seiten rieselt Sand herein.«

9. Auf dem Grundsatz, keine Verbindungen einzugehen, hat sie sich – wie sie es nennt – »aufgebaut«. Verbindungen werden zu Bindungen; und wenn man erst gebunden ist, kann man hineingezogen werden, und das würde sie ersticken. Sie bezahlt dafür ihren Preis: sie ist abgeschnitten, sie hat sich freiwillig »aus dem Verkehr gezogen«.

12. KAPITEL

Rezessionen und Regressionen

I

Jedermann wird vermutlich der Binsenwahrheit zustimmen, daß wir unsere Welt in und mit den Begriffen beurteilen, mit denen wir selbst sie deuten. Binsenwahrheiten sind tote Wahrheiten. Wir erwecken sie zum Leben, wenn uns klar wird, wie wahr sie sind. Ohne unsere alltäglichen Unterscheidungen zwischen dem Hier und Dort, dem Jetzt und Damals, dem Innen und Außen, dem Ich und Nich-Ich usw. wäre diese gewöhnliche Welt nicht wiederzuerkennen. Dennoch setzt sich die Welt fortwährend über diese und alle anderen Unterscheidungen hinweg. Hier, dort und überall ist die Welt nicht so aufgeteilt, wie wir sie aufteilen.

Unser Denken bewegt sich zwischen Komplexität und Einfachheit, Vielfältigkeit und Einheitlichkeit. Diese Bewegung empfindet man oft als ein Hinaus- und Vorwärts- und Hinein- und Zurückgehen. Das Rückwärts und Vorwärts in der Zeit kann man Regression und Progression nennen, und die Bewegungen zwischen dem einen und den vielen kann man als Rezession und Prozession bezeichnen.

In vielen Erfahrungen treten Regression und Rezession zusammen auf, wie auch Progression und Prozession.

Er ist in eine Nußschale eingezwängt (intrauterine Regression), und er befindet sich im unendlichen Raum (Rezession zum Verlust der meisten Unterscheidungen).

Erfahrungen und Regression und Rezession greifen oft

ineinander über, da in der Rezession die Unterscheidung zwischen dem Möglichen und dem Unmöglichen gewöhnlich eine der ersten ist, die verlorengeht.
Die geordnete Prozession vom einen zum vielen kann in Unordnung geraten und in einem wilden Durcheinander enden.
Der Versuch, dem Durcheinander durch einen Rückzug oder eine Umkehr zur Einheitlichkeit oder zum Nullpunkt zu entkommen, kann zur Folge haben, daß man in ein noch größeres Durcheinander gerät.

II

Worte können Erfahrungsmodi dort nicht angemessen ausdrücken, wo die in der Sprache eingeschlossenen Unterscheidungen nicht existieren. Was sich nicht in Worte fassen läßt, kann auch nicht in Worten gesagt werden. Wir können Erfahrungsmodi sozusagen in Sprache umfüllen, doch dabei nehmen sie selbst die Form der Sprache an. Eine edle Wahrheit – eine banale Tautologie.
Das *Hinein*gehen in die innere Welt verursacht Modulation, Umkehrung und Versenkung – Rezession. Zwischen dem Hinein und Heraus von Rezession und Prozession und dem Vorwärts und Rückwärts von Regression und Progression sollte in der Theorie klar unterschieden werden, auch wenn in der Praxis Rezession-Prozession und Regression-Progression getrennt oder gemeinsam vorkommen.
Die Regression ist endlos: wir gehen zurück durch eine Zeit ohne Ende und ohne Anfang und kommen endlos dorthin zurück, wo wir sind, und das wird derselbe Ort sein, an dem wir waren.
Das Hinein in die innere Welt und das Heraus aus ihr

steht in einer Wechselbeziehung mit dem Hinein in die pränatale Regression und dem Heraus aus ihr.
Während man spürt, daß man weiter zurückgeht, hat man auch das Gefühl, daß man tiefer *hinein*gerät, immer tiefer und immer weiter, bis man draußen ist, wo keine Zeit und kein Raum mehr zu erkennen sind.
Reversion führt zu einfacheren, Regression zu früheren Formen zurück. Die früheren sind nicht unbedingt auch die einfacheren. Unsere Entwicklung führt uns durch Komplexität und Verworrenheit und läßt uns oft Einfachheit erreichen.
Wir haben einige seltsame Erfahrungen geschildert. Doch es gibt noch seltsamere, die sich jeder Darstellung oder Beschreibung durch Worte vollkommen entziehen.
Wir können eingeschlossen oder ausgesperrt, zurückgehalten oder vorwärtsgestoßen, aufgerichtet oder unterdrückt werden.
Es kann (für einen Zen-Meister, der jeden Tag stundenlang auf eine Wand starrt, wie für jeden anderen) Jahre dauern, ehe man aus einem Geisteszustand herauskommt, in dem man festsitzt, oder umgekehrt einen Zustand, von dem man abgeschnitten ist, erreicht.
Viele Leute scheinen von einem Ruhezustand abgeschnitten, und manche sind sich dessen nicht bewußt. Von diesem Zustand abgeschnitten zu sein, keinen *Zugang* zur Rezession zu haben – das scheint manche Leute sowohl physiologisch als auch psychologisch aus dem Gleichgewicht zu bringen. Die Rezession löst oder zerstreut keine Probleme, Rätsel, Paradoxe, Dilemmas und Quadrilemmas; sie löst sie auf und macht sie einander gleich.
Das Selbst und seine Sorgen werden in dem Feuer verbrannt, in das man starrt. Der Geist, hellwach, kommt zur Ruhe.

Die Regression scheint sich manchmal in den Dienst der Rezession zu stellen. Wenn Seelenfrieden und Ruhe und Ausgeglichenheit gegenwärtig für die Rezession unzugänglich sind, kann man sie vielleicht erreichen, indem man die Spuren der Nostalgie zurückverfolgt. Die Schwierigkeit dabei ist, daß man möglicherweise nicht vom Denken zum Nicht-Denken, sondern im Zuge der Regression zum Nicht-Denken-Können kommt. Doch man ist nicht fähig, nicht zu denken, wenn man unfähig ist, zu denken.

Dann kann einen das Hinein und Zurück (in der Rezession und Regression) in eine Lage gebracht haben, von der aus ein Heraus und Vorwärts sehr schwierig ist.

Bei der Rückkehr zu früheren und dem Verlust späterer Unterscheidungen verwirren und verwickeln sich Rezession und Regression.

Wenn man sich gleichsam entlang der vertikalen Achse der Reversion – Prozession auf- und abbewegen kann, dann besteht möglicherweise keine Veranlassung zur Regression, keine Veranlassung also, auf der horizontalen Achse der Regression – Progression zurückzugehen. Wenn man unmittelbar zu einem Zentrum zurückkehren kann, das überall und nirgendwo ist, besteht keine Notwendigkeit einer Regression in ein Stadium, in dem keine Differenzierung mehr möglich ist.

Extreme Regression kann zur Folge haben, daß der Betreffende in extremer Weise von einem Lebenserhaltungssystem abhängig ist, das von anderen gestützt wird. Regression kann allerdings auch falsch gedeutet werden, wenn man darin immer einen Versuch sieht, wieder den Zustand der pränatalen Symbiose zu erreichen.

Wenn man – durch Rezession – in ein Stadium zurückkehrt, in dem man nicht denken kann, und – durch Regression – in ein Stadium gerät, das man nicht ertragen kann, dann ist man nach psychiatrischen Begriffen im Zustand der Katatonie.

Manche Menschen geraten mit ihrem intellektuellen und emotionalen Leben in eine totale Sackgasse. Eine Art Entwirrung scheint sich abzuspielen, ein Vergessen und Rückgängigmachen, ein Zurück zu intellektuellen, emotionalen und sogar physischen oder psychischen Form- und Funktionstypen jenseits von Worten. Wir werden wie kleine Kinder, ja, wir gehen sogar noch weiter zurück.

Normalerweise kommt es im Rahmen der Therapie bis zu einem gewissen Grad zu einer partiellen vorübergehenden Regression, wenn der Patient seine Schritte bis zu dem Punkt, an dem etwas schiefging, und darüber hinaus zurückverfolgt, in der Hoffnung, eine Art von Verwandlung durchzumachen und neu-empfangen und neugeboren wiederzukehren. Dieser Ablauf spiegelt sich in der Mythologie in den Motiven des Rückzugs und der Wiederkehr, des Todes und der Auferstehung.

Koestler (1978) bringt diese mythischen und psychologischen Regressionen in eine Linie mit der *biologischen* Theorie der Regression (= Rückbildung):

> ». . . in gewissen kritischen Stadien kann die Evolution *ihre Spuren zurückverfolgen* und gleichsam den Weg, der in die Sackgasse führte, in umgekehrter Richtung gehen, um eine neue, aussichtsreichere Richtung einzuschlagen.« (S. 216)

Reculer pour mieux sauter.

Dieser Rückweg und mit ihm die meisten unserer existentiellen Bewegungen – ob wir nun nach oben oder unten oder rundum oder neben oder über uns rotieren, schwimmen, schweben oder fliegen – werden alle höchst argwöhnisch beurteilt.

Dieses Zurückgehen braucht nicht die psychopathologischen Beiklänge zu haben, die heute dem Begriff der »Regression« anhängen. Wir können in eine verlorene Zeit, in eine verlorene Welt oder in verlorene Welten zurückgehen oder zurückkehren. Wenn wir die Welt der Kindheit hinter uns lassen, entstehen neue Modi, Formen, Inhalte und Funktionen der Erfahrung und des Ausdrucks, und wir vergessen vielleicht nicht nur dieses oder jenes Element unserer Kindheitserfahrung, sondern deren eigentliches Wesen. Die Regression kann eine Rückkehr zu Modi, Formen und Inhalten unserer Existenz sein, von denen wir abgeschnitten worden sind.

Die Regression wird gewöhnlich als eine Abwehr gedeutet; gegen, so ist verschiedentlich vermutet worden, die Frustrationen der äußeren Realität, gegen Ambivalenz, gegen den überwältigenden Haß. Es wird oft gesagt, sie komme insbesondere bei Menschen mit schwachen Ichgrenzen vor, bei Menschen mit einer psychopathologischen Unfähigkeit, Liebe zu geben und zu nehmen.

Diese Punkte sind in der selbstherrlichen »Literatur« zum Thema bis zum Überdruß wiederholt worden. Doch das Zurückgehen kann dazu dienen, das rückgängig zu machen, was man sich selbst zugefügt hat. Es kann im Dienst eines Projektes des Abbauens und Neuaufbauens stehen. Das Zurückgehen kann eine Möglichkeit der Selbstfindung sein. Die Regression kann im Dienst der Aufgabe stehen, die Repression rückgängig zu machen, anstatt sie immer nur erhalten zu wollen. Mit der Regression kommen wir dem Urgrund unseres Erlebens möglicherweise näher als ohne sie. Rezession und Regression können Versuche darstellen, der Verwirrung und Pein der Gegenwart zu entfliehen. Diese Flucht muß nicht unvernünftig oder feige sein. Was bleibt schon für ein Ausweg, wenn Schmerz und Pein jeden zugänglichen Geisteszustand durchdringen, wenn der Seelenfrieden unerreichbar ist, wenn es ständig wehtut, wie man sich auch wendet oder dreht oder zu vergessen versucht, und wenn man sich, ob im Schlaf oder wach, in einem einzigen erbarmungslosen Alptraum befindet?

Manche Leute können in den Ruhezustand einer zeitlosen Gegenwart zurückfinden, wo ihnen keine Qualen entstehen. Sie brauchen nicht in der Zeit zurückzugehen, um aus der Zeit herauszukommen; sie brauchen nicht die Zeit zu verlieren, um die Ewigkeit zu finden.

Wenn man von den Pendelbewegungen des gewöhnlichen, ausgeglichenen Seelenlebens – vor und zurück, hinein und heraus – abgeschnitten ist, kann die Reversion und Regression so weit führen, daß man in einen Zustand versinkt und hineingezogen wird, aus dem kein Weg mehr zurück oder heraus führt.

Wenn man abgeschnitten ist, kann diese Seite für die *andere* Seite so unzugänglich sein wie die *andere* Seite für diese.

Hell und Dunkel sind zwar getrennt, aber nicht voneinander abgeschnitten. Wachsein und Schlafen, das, was wir als Bewußtheit und Unbewußtheit bezeichnen, verschiedene Zustände und Abstufungen, brauchen nicht voneinander abgeschnitten zu sein.

In unserem gewöhnlichen alltäglichen Bewußtsein wissen wir nichts von den Operationen, die die Formen, Umformungen und Differenzierungen erzeugen, mit denen wir wahrnehmen, denken und fühlen, aber wir brauchen nicht von ihnen – in einem weiteren Sinne – abgeschnitten zu sein.

III

Eine Lücke in der Weiterentwicklung des Selbst kann Konfusion und Verwirrung bewirken. Auf einen wackligen Kartenturm kann man kein Haus bauen. Es bricht alles zusammen, zurück bis zu der Lücke. In manchen Stadien sorgt ein verworrenes Aufeinandertreffen verworrener Abstraktionen, Klassen, Kategorien und Typ-Ebenen fortwährend dafür, daß aus der Komplexität ein verwirrendes Durcheinander wird. Man findet sich dann in ein totales Durcheinander zurückversetzt, ohne Aussicht auf Ruhe, Frieden und Stille im Nichts.

Wir sind froh, daß wir im wachen Zustand fähig sind, einen Traum von einer Trance zu unterscheiden, eine direkte Wahrnehmung von einer Halluzination, gewöhnliche Realität von einer visionären Verklärung.

Dieser Nexus der Unterscheidungen ist nicht in jeder Umwandlung und Modulation zu finden. In einem Traum, einer Trance oder einem sogenannten paranormalen oder transpersonalen Modus können sie sich völlig auflösen, aber sie sind Vorbedingungen des gewöhnlichen wachen westlichen Bewußtseins.

Wenn man die Modalitäten durcheinanderbringt, dann läuft das auf eine Psychose hinaus. Solche Leute scheinen sich leichter über Modalitäten hinwegzusetzen als andere. Manche halten sie einfach nicht so auseinander, wie man das sollte. Andere finden sie in ihrer eigenen Erfahrung so vermischt und vermengt, daß sie die üblichen Unterscheidungen nicht verstehen können, mit denen wir versuchen, die Realität von sich selbst und uns von »ihr« zu trennen. Das Gefühl, in Kontakt mit ihr zu sein, wird zu einem zusätzlichen Gefühl, von dem unsere Realität offenbar abhängig wird. Dieses Gefühl kann vollkommen vergehen, wenn wir weit genug zurückgehen: dort-

hin, wo die Anweisungen, die unsere unvereinbare Welt erzeugen, hervorgebracht werden.
Das Unlösbare wird nicht gelöst, sondern löst sich auf. Man bleibt nur so lange davon entbunden, wie man sich aus dem Geisteszustand heraushält, in dem das Unlösbare entstehen muß.

IV

Unsere am konsequentesten sich selbst bestätigenden Prämissen sind die am tiefsten verwurzelten. Unsere härtesten Programme sind diejenigen, die sich am konsequentesten selbst bestätigen. Unsere *Art* der Betrachtung läßt sich nicht ohne weiteres von dem beeinträchtigen, *was* sie sieht, ganz zu schweigen von dem, was sie nicht sehen kann.
Das Offenkundige ist schwer zu erkennen. Genau die Unterschiede, die wir machen und die nicht zu machen wir nicht fähig sind, sind es, die sich uns als gemacht aufgrund der Tatsache darbieten, daß manche Leute sie nicht machen, entweder weil sie nicht fähig sind, sie zu machen, oder weil sie fähig sind, sie nicht zu machen. Es gibt viele Unterschiede, die von manchen gemacht und von vielen nicht gemacht werden (ob wir nun dazu fähig sind oder nicht), und andere, die nicht zu machen wir nicht fähig sind, falls wir überhaupt irgendwelche Unterschiede machen.
Wir schaffen die Unterschiede, nach denen wir leben, jeden Augenblick neu. Jeder Augenblick ihrer Bildung kann von Anweisungen abhängen, die in sich nicht folgerichtig sein müssen. Die Unterschiede, die wir machen, können unvereinbar sein, und dann stürzt das ganze Gebäude in sich zusammen.

Barbara O'Brien stellt in ihrem Buch *Operators and Things* einen Zeitabschnitt von sechs Monaten dar, in denen die Heldin von Operatoren gelenkt wird, die sie gehört und gesehen hat. Sie übernahmen die Kontrolle. Sie sagten ihr, sie stelle für sie ein »Ding« dar. Sie verordneten ihr lange Reisen in Überlandbussen, wo sie dann stundenlang saß und aus dem Fenster blickte. Gelegentlich gaben sie ihr einen kurzen Einblick in die Situation, die hinter ihnen stand. Die Operatoren hatten die Erde mit einem Feld aus stählernen Strahlen umgeben, die so stark waren, daß nicht einmal Gott sie überwinden konnte. Die Operatoren sind von Gott abgeschnitten, und wir Dinge sind von unseren Operatoren abgeschnitten. Wir sind uns nicht im klaren darüber, daß wir Dinge sind. Das Menschengeschlecht ist von der ganzen Hierarchie der Operationen abgeschnitten. Die Operatoren, die in Menschengestalt auftraten, erzählten ihr, sie werde in eine erste Ebene dieser Operationen aufgenommen, von denen sie und wir alle abgeschnitten sind; es sei lediglich ein Experiment, das zeigen solle, was mit einem Menschen wohl geschehen würde, wenn man ihm nur ein wenig mehr als üblich zugestand.
Sie »schnitten« ihr das »Gitterwerk« aus dem Gehirn. Ohne ein Gitterwerk war sie nur noch eine »Puppe«. Sie konnte nicht einmal erkennen, wer sie war, doch die Operatoren steuerten sie als Puppe, während ein neues Gitterwerk nachwuchs. Sobald es nachgewachsen war, wurde sie in die Normalität zurückgeschickt, diesmal allerdings als ein »bockendes Wildpferd«, im Gegensatz zu dem gezähmten »frommen Gaul«, der sie vorher gewesen war.
Nicht jeder bekommt einen Blick auf die Operatoren und ihre Operationen zugestanden; nicht jedem wird das hart programmierte Gitterwerk herausgeschnitten, und

nicht jeder wird damit geehrt oder bestraft, daß er dorthin geführt wird, wo er einmal oder zweimal abgeschnitten ist. Nicht jeder kann bis dahin zurückdenken, wo eine Rose noch keine Rose ist.
Werden wir abgeschnitten, oder schneiden wir uns selbst ab? Heißt es entweder/oder, oder heißt es sowohl/als auch?
Er verachtet und haßt das, was er für die Falschheit hält, die er ist und die er nicht verlassen oder hinter sich lassen kann. Er will die Realität zerstören, mit der er sich bestraft glaubt. Es gelingt ihm mehr oder weniger, sich zugrunde zu richten, aber er bleibt so abgeschnitten wie eh und je.
Man begegnet Menschen, die versuchen, verrückt zu sein und die es manchmal auch schaffen; Menschen, die versuchen, das Gewebe ihrer Erfahrung in Fetzen zu reißen. Es ist, als hoffe jemand, eine unterbrochene Telefonleitung dadurch wiederherzustellen, daß er das Fernsprechamt zertrümmert.

V

> Die Visionen von der Ewigkeit sind
> auf Grund verengter Wahrnehmungen
> Zu schwachen Visionen von Zeit und Raum geworden,
> festsitzend in Furchen des Todes,
> Bis ein tiefgehendes Doppelspiel die einzige Abwehr ist,
> die einem ehrlichen Mann noch bleibt.
>
> William Blake

Eine Linie ist gezogen worden: zwischen einem Individuum und ihm selbst, und zwischen ihm selbst und anderen. Es wird bestritten, daß eine Linie gezogen worden ist. Da gibt es keine Linie, aber versuch ja nicht, sie zu überschreiten.

Es gibt keine Abschneidung, keine Linie: kein Nie-Vergessen: keine Erinnerung ans Vergessen: nie ein Vergessen der Erinnerung ans Vergessen: nie eine Anweisung, sich nicht zu erinnern: nie eine Anweisung, sich nicht an die Anweisung zu erinnern: nie eine Anweisung, sich nicht an die Anweisung zu erinnern, sich nicht an die Anweisung zu erinnern, die Erinnerung zu vergessen, daß man es vergessen hat.

Sie geben vor, nichts vorzugeben. Um zu ihnen zu gehören, mußt du ebenfalls vorgeben, nichts vorzugeben. Wenn du dich erinnern kannst, dann sieh dich vor. Vergiß, daß du vorgibst, nichts vorzugeben. Vergiß, daß du gelernt hast, zu vergessen. Die perfekte Abschneidung hat es noch nie gegeben, so wenig wie den perfekten Mord.

Gib etwas vor und gib vor, nichts vorzugeben. Du gibst nicht vor, nichts vorzugeben. Es ist gefährlich, dann nichts vorzugeben, wenn du vorgeben solltest, etwas vorzugeben. Es ist manchmal sicherer, so zu tun, als gäbest du etwas vor. Nur solltest du dabei nicht zu ironisch werden, sonst geht es dir am Ende wie Nietzsche.

Die Abschneidung wird vollzogen. Du weißt hinterher nicht, daß du sie vollzogen hast, denn dieses Nichtwissen gehört zum Wesen der Abschneidung.

Der Schritt besteht aus dem Nichtwissen, daß man einen Schritt ins Nichtwissen getan hat. Die Abschneidung kann vom abgeschnittenen Geist nicht gesehen werden.

Nach einer derartigen Abschneidung weiß der Betreffende nicht, daß er abgeschnitten ist. Eine solche Behauptung würde er, wenn sie nicht so lächerlich wäre, als Beleidigung auffassen. Möglicherweise wird er aber jeden angreifen und zerstören, der nicht abgeschnitten ist wie er und der noch weiß, daß er es vergessen hat, oder auch nur spekuliert, er könnte oder müsse es vergessen haben.

Wir erkennen hier das Erreichen einer üblichen Art einer normalen Ich-Abgrenzung.

KODA

Die besondere Art der Aufmerksamkeit, die wir ihr schenken, das Ausmaß unserer Fähigkeit, unser kritisches Urteilsvermögen zu bewahren und inmitten ihrer Versuchungen hart zu bleiben, unsere Fähigkeit, ihre Turbulenzen hinzunehmen, unsere Standhaftigkeit und Ausdauer, unsere Fähigkeit, unseren Sinn für Humor auch dann nicht ganz zu verlieren, wenn es nichts zu belachen gibt – das sind die Eigenschaften, die von ausschlaggebender Bedeutung sein können.

Sie lassen sich entwickeln, aber wir können nur die Eigenschaften entwickeln, die uns gegeben sind, und die Fähigkeit, unsere Begabungen zu entwickeln, ist selbst eine dieser Begabungen.

Eine gewaltige Hilfe ist es auch, in einem Raum zu leben, wo unsere Erfahrung, ungeachtet ihrer Metamorphosen, genügend Bewegungsfreiheit hat. Zu einer solchen freieren Umwelt beizutragen, war der hauptsächliche Zweck dieses Buches.

Das Gespräch, das sich durch dieses Buch zieht, bleibt offen. Keine der hier vorgestellten Betrachtungsweisen erhebt den Anspruch, die allein richtige oder endgültige zu sein. Deshalb will ich auch nicht versuchen, ein abschließendes Fazit zu ziehen.

Statt dessen sollen hier als Koda ein paar kurze Bemerkungen und zwei weitere Erfahrungsberichte stehen.

Trübsal, Leiden und Freude existieren für uns nur innerhalb unserer eigenen Erfahrung. Die Freude ist selten, auch wenn es traurig ist, davon überzeugt sein zu müssen; aber das Leiden und die Trübsal sind so alltäglich, daß sie zur Normalität gehören. Wir können unserem Leiden und unserer Trübsal nicht vorschreiben, welche Form sie annehmen sollen, und manchmal nehmen sie in der Tat höchst merkwürdige Formen an.

Die Bedeutung der – positiven oder negativen – Funktionen, die einige dieser merkwürdigen Umformungen und Modulationen haben können, ist ein Thema, das in einem eigenen Buch behandelt werden müßte. Die zwei folgenden Skizzen sind für mich so etwas wie eine verkürzte Darstellung der eigentlichen Problematik, die sich um den Begriff der Erfahrung rankt und von der dieses Buch handelt.
Sie können möglicherweise die Verwirrung aufklären oder sie weiter vertiefen.
Es sind Beispiele für den Zustand der Erfahrung zu Beginn und am Ende eines langen intensiven Ringens. Um von der Erfahrung lernen zu können, müssen wir uns an ihre Musik erinnern und ihrer Stimme zuhören.

Er ist ein englischer Gentleman von fünfunddreißig Jahren. Gutaussehend, intelligent, charmant, von einnehmendem Wesen, gebildet, in guter körperlicher Verfassung, Absolvent einer Eliteschule, ehemaliger Rugbyspieler der Spitzenklasse, ehemaliger Gardeoffizier. Er hat gekämpft und getötet. Ein höchst begehrenswerter Junggeselle.
Frauen jagen ihm Angst ein. So groß ist seine Angst, daß er einer Frau nie nahe genug kommt, um feststellen zu können, ob er gegebenenfalls eine Erektion bekommen würde.
Er hat sich nie mit seinen Gefühlen beschäftigt, weder mit den sexuellen Gefühlen noch mit irgendwelchen anderen. Doch nun ist er von furchtbaren Gefühlen, leeren Gefühlen eingeholt worden. Was geschieht mit ihm?
Er hat das deutliche Gefühl, daß er sich außerhalb seiner selbst befindet.
Er ist fast völlig losgelöst, aber seinen Sinn für Humor hat er nicht verloren. Ja, er zieht sogar ein klein wenig

Trost aus der Belustigung, mit der er sich selbst betrachtet. Dennoch könnte er ebensogut tot sein. Niemand interessiert sich für ihn, und er interessiert sich für niemanden.

Er war zu mir gekommen, um mich um Hilfe zu bitten; ich sollte ihm helfen, zu sich selbst zu finden, und ihm zeigen, wie er beginnen könnte, ein normales gewöhnliches Leben zu führen, denn er hatte genug von seinem – nach eigenem Empfinden – abscheulichen Leben, bei dem er nicht nur von sich selbst abgeschnitten war, sondern auch von Frauen, von Freunden, von der Arbeit, dem Leben und der Wirklichkeit.

Seine Geschichte begann mit der Großmutter seiner Großmutter. Beim Erzählen kam er in die Geschichte hinein, aber in sich selber kam er erst hinein, als ihm klar wurde, daß die Geschichte, in der er war, umgekehrt auch in ihm war.

Die Großmutter der Mutter seiner Mutter, so begann die Geschichte, hatte einen Sohn. Ihr Mann verschwand. Sie war ganz vernarrt in ihren Sohn, und so konnte sie es zunächst gar nicht glauben, als er ihr eines Tages mitteilte, er verlasse sie, um eine Frau, von der sie noch nicht einmal gehört hatte, zu heiraten und sich an einem fernen Ort niederzulassen. Zuerst konnte sie es nicht fassen, doch dann verfluchte sie ihn aus ganzer Seele, ihn und seine künftige Frau und ihre Ehe und ihre Kinder und Kindeskinder bis ins siebente Glied.

Er verließ seine Mutter und sagte sich nach seiner Heirat völlig von ihr los. Seine Frau brachte vier Kinder zur Welt, zwei Jungen und zwei Mädchen, und starb nach der Geburt eines fünften Kindes, das nur wenige Zeit später ebenfalls starb.

Daraufhin brachte er die vier überlebenden, verfluchten Kinder zu seiner Mutter und verschwand auf Nimmerwiedersehen.

Seine Mutter zog sie selber groß. Die zwei Jungen wuchsen zu impotenten, trinkenden, homosexuellen Taugenichtsen heran, die keine Nachkommen hinterließen. Eines der Mädchen wurde zur alten Jungfer. Ihre zweite Enkelin nannte sie Mops.
Mops heiratete, hatte eine kleine Tochter, verließ ihren Mann, der auf Nimmerwiedersehen verschwand, und kehrte ins Haus ihrer Großmutter zurück. Gemeinsam zogen sie das Mädchen groß, bis es erwachsen war und einen Offizier der englischen Armee heiratete, der sich schließlich ebenfalls als homosexueller Trinker entpuppte.
Sie verliebte sich in einen forschen, aber mittellosen und leichtlebigen ungarischen Grafen, wurde von ihm schwanger, ließ ihren Mann im Glauben, das Baby sei von ihm, verließ den Grafen, verließ ihren Ehemann, der einige Jahre später postum für tapferen Einsatz in einem entlegenen Winkel des Britischen Reiches geehrt wurde, kehrte zu ihrer Mutter zurück und zog mit ihr zusammen George groß.
Das war die Geschichte, mit der George aufwuchs, nur daß man ihm nichts von dem ungarischen Grafen erzählte und ihm auch verschwieg, daß sein Vater gar nicht sein Vater war, bis ihn eines Tages – er war inzwischen dreißig – seine Mutter, wie üblich von Gin und Drogen benebelt, in einem seiner Meinung nach lichten Moment aufklärte und ihm sagte, er sei in Wirklichkeit ein Bankert.
Er lebte mit seiner Mutter zusammen, und oft hatte er sie ins Bett gebracht und ihr mehrmals das Leben gerettet, indem er sie in aller Eile ins Krankenhaus hatte bringen lassen, wo sie gerade noch dem Tode entrissen werden konnte. Als er sie dann wieder einmal ins Bett brachte, blieb er stehen und sah zu, wie sie starb.

Er kam sich vor wie ein Satz von ineinanderpassenden chinesischen Schachteln oder russischen Puppen. Jede stellte eine Generation dar, wobei die innerste die war, die am weitesten zurücklag.
Er selbst war ganz außen. In ihm war seine Mutter. In seiner Mutter war deren Mutter, Mops. In Mops war deren verfluchte Mutter, die bei Mops' Geburt gestorben war, und ganz innen war die Mutter des Vaters von Mops: die Dame also, die das ganze künftige Geschlecht verflucht hatte, die ihre Enkelin – seine Großmutter – großgezogen hatte, die wiederum zusammen mit ihrer Tochter – seiner Mutter – ihn großgezogen hatte.
Er hörte den Fluch der Großmutter von Mops durch die Zeiten hallen. In den Tiefen seiner Eingeweide saß eine Ratte und nagte an den Wurzeln seines Penis. Er spürte sie, und manchmal hörte er ihr Pfeifen.

Sie war Mitte Fünfzig.
Früher war sie eine schöne Frau gewesen. Ihr Mann war von ihrer Schönheit ganz hingerissen, doch das war auch schon alles, wie sie zu ihrem Leidwesen entdeckte. Er schlief zwar mit ihr, aber nur selten. Er wurde kühler, mürrischer und schweigsamer und entdeckte, daß er in Wahrheit homosexuell war. Sie einigten sich, in sexuellen Dingen getrennte Wege zu gehen, aber weiterhin zusammenzuleben und ein Kind miteinander zu haben. Doch Jahre verstrichen, ohne daß sie schwanger wurde. Er war wie besessen von dem Wunsch, Vater zu werden. Schließlich wurde sie von einem anderen Mann schwanger und gab ihm gegenüber vor, das Kind sei von ihm. Er schöpfte keinen Verdacht. Als das Kind kam, war es schwachsinnig. Er war am Boden zerstört. Es war zu spät, ihm die Wahrheit zu sagen.
Sie flüchtete sich in mehrere und stark romantische Lie-

besaffären, und dann, mit Anfang Vierzig, geriet sie urplötzlich in die Wechseljahre. Innerhalb von Monaten war ihre Schönheit verflogen, und sie wurde zu einer unauffälligen älteren Frau. Mit den romantischen Erlebnissen war es vorbei. Sie fühlte sich gestrandet, hatte nichts mehr, wofür sie lebte. Ihr Leben schien bedeutungslos und leer, es gab nur noch Bedauern und Reue. Sie fühlte sich verbittert.

Doch dann war sie plötzlich von Gefühlen der Liebe erfüllt. Durch einen ganz bestimmten Punkt in der Mitte ihres Rückens strömten sie in ihren Körper. Sie war erleuchtet, begeistert. Sie strahlte. Sie konnte von nichts anderem mehr reden, und so redete sie denn auch ständig davon, sobald jemand in Hörweite war, laut, leidenschaftlich, ausdauernd, unablässig. Ihre Mission war es, die ganze Welt davon zu überzeugen, daß die einzige und ausschließliche und vollständige Antwort auf das ganze Elend die LIEBE war. Nach ein paar Tagen wurde sie in die Klinik eingeliefert, wo sie für diese manische Episode Sedativa und Elektroschocks bekam. Ihre Liebesgefühle verschwanden. Die Behandlung nahm ihr alle Energie, verdüsterte ihre Erleuchtung, dämpfte ihre Begeisterung. Sie verlor ihre Leidenschaft und ihre Mission. Sie war geheilt. Sie war verzweifelt. Sie fühlte sich tot. Aber sie machte ganz normal weiter, wie ein perfekter Zombie. Sie wußte nicht, was sie sonst tun sollte, außer vielleicht, sich umzubringen, aber wo wäre da der Unterschied? Sie war bereits tot.

Ihr war klar, daß sie eine Grenze überschritten hatte, daß sie das gewesen war, was man manisch nennt. Und doch hatte sie sich noch nie so lebendig gefühlt. Nun fühlte sie nichts mehr, aber sie nahm nichts zurück. Die LIEBE war die HÖCHSTE KRAFT und der einzige WEG. Doch Leben, Liebe und Kraft hatten sie verlassen.

Sie hoffte, sie würden zurückkommen, selbst wenn das hieß, daß sie psychotisch war. Wenn sie aber eingesperrt und wieder mit Elektroschocks traktiert werden würde, dann konnte sie das nicht noch einmal ertragen.
Ob es da einen Ausweg gab?
Sie kam alle vierzehn Tage für eine Stunde zu mir und redete über ihr Leben, während ich zuhörte und kaum etwas sagte. In ihren Träumen erwachte sie zum Leben, hatte sogar Orgasmen, die ersten seit den Elektroschocks. Doch solange sie wach war, blieb sie tot.
Es war Karfreitag. Sie wohnte in einem großen abgelegenen Landhaus. Es war bis Montag leer. Sie erwartete niemanden.
Nachmittags um drei Uhr, als sie gerade ziellos durch das Haus streifte, begann eine grimmige weiße Hitze mitten in ihrem Rücken hinter dem Solarplexus in sie einzudringen, sich in sie zu brennen und zu bohren, sich in ihrem Körper auszubreiten und sie immer mehr in Besitz zu nehmen. Es war der GEIST des LEBENS und der LIEBE. Es war Christus. Es war so wie vor zehn Jahren. Ihr blieben ein paar Sekunden für die Entscheidung, ob sie sich widersetzen sollte (sie hatte das Gefühl, daran würde sie zugrundegehen), oder ob sie sich fügen sollte (dann würde sie möglicherweise verrückt).
Sie beschloß, sich zu fügen. Sobald sie die Entscheidung getroffen hatte, wurde sie ruhig und sah ganz klar. Sie beobachtete, daß sie sich nicht selbst bewegte, sondern von ihrem Solarplexus aus bewegt wurde. Sie sah ruhig zu, wie sie dazu veranlaßt wurde, ins Schlafzimmer zu gehen und eine Decke herunterzubringen, um unter dem Küchentisch eine Lagerstätte wie für einen Hund zu schaffen. Sie hatte zu dem Zeitpunkt keine Ahnung, weshalb sie dazu veranlaßt wurde.
Als sie die Lagerstätte hergerichtet hatte, stellte sie fest,

daß sie sich auszog. Sie beobachtete, wie sie sich in einen Jagdhund verwandelte und sich auf Händen und Knien, oder vielmehr Pfoten, fortbewegte. Sie konnte weder reden noch aufrecht gehen. Sie knurrte und pirschte durch das Haus, bis es dunkel wurde, und schlich sich dann hinunter in einen Kellerraum, den sie seit Jahren nicht betreten hatte. Mühsam öffnete sie die Tür mit ihrer Schnauze und kauerte sich in die entlegene dunkle Ecke, nackt, frierend, in stockdunkler Nacht, bis sie schließlich das Gefühl hatte, daß Ratten auf ihr herumliefen. Sie hatte jedes Zeitgefühl verloren.

Später – sie wußte nicht, wieviel Zeit verstrichen war, aber hinterher meinte sie, es müsse noch in derselben Nacht gewesen sein – sah sie sich aus der entlegenen Kellerecke auf einen Dachboden pirschen. Durchs offene Fenster schien der Vollmond herein. Im Mondschein legte sie ihre Vorderpfoten auf den Fenstersims und jaulte den Mond an. Dann mußte sie wieder zurück zu ihrem Platz im Keller, um sich wie vorher in der rattenverseuchten Finsternis in die Ecke zu kauern.

Sie mußte diese ganze Prozedur noch zweimal wiederholen, sie insgesamt also dreimal durchmachen. Nach dem dritten Mal überkam sie in ihrer Kellerecke eine wärmende Trägheit, und sie schlief ein. Als sie aufwachte, war sie immer noch ein Jagdhund. Sie pirschte aus dem Keller. Es war immer noch dunkel, aber sie hatte keine Ahnung, ob es noch dieselbe Nacht war. Sie schlicht zu der Lagerstätte unter dem Küchentisch, machte es sich bequem, spürte gleich wieder diese angenehme warme Trägheit und schlief erneut ein.

Als sie aufwachte, war sie eine nackte Dame, die im Morgengrauen in eine Decke gekuschelt unter ihrem Küchentisch lag. Sie stand auf. Sie badete. Zog sich an. Es war Ostermontag. Sie fühlte sich – ganz in Ordnung.

Seither hat sie sich nie wieder tot gefühlt. Sie hat nie wieder die Grenze überschritten. Sie glaubt an die Auferstehung. Sie führt ein aktives zweckerfülltes Leben.
In diesem Wahnsinn steckt Methode. Die ganze Episode steht in perfektem Einklang mit der mythischen Zeit (Ostern, Karfreitag bis Ostermontag, Tod und Auferstehung) und den Anforderungen ihres Alltags. Während der Verwandlungen und Modulationen dieses dreitägigen metanoiden Dramas hatte sie keine Ahnung, was auf sie wartete. Dabei war alles im voraus geplant, bis ins kleinste Detail.
Daß sie – ohne zu wissen, warum – all diese Dinge tat (sich auszog, eine Decke unter den Küchentisch legte), daß die Kellertür nicht abgeschlossen war, daß das Fenster auf dem Dachboden offenstand – das alles entsprach einem genauen Drehbuch, das an der erfolgreichen Durchführung ebenso beteiligt war wie die höchst unauffällige und geschickte Produktion hinter den Kulissen.
Hinterher hatte sie jenes Gefühl, auf dessen Wiederkehr sie schon kaum mehr zu hoffen gewagt hatte: sie fühlte sich wieder wie eine gewöhnliche Frau.

Ich habe in die Bibliographie eine Anzahl von Büchern und Artikeln aufgenommen, die im Text nicht unmittelbar angesprochen worden sind. In einer Reihe von Fällen werden Autoren, denen ich mich eng verbunden fühle, überhaupt nicht erwähnt. Sie stehen gleichsam hinter meinen Ausführungen oder kommen ihnen sehr nahe; hätte ich ihre grundlegenden Beiträge meinem Text einverleibt, dann hätte sich dessen Charakter so sehr verändert, daß eine andere Argumentation, ein anderes Buch entstanden wäre.
Ich will die Gelegenheit wahrnehmen und wenigstens einige von ihnen nennen. Platon, Proklos, Augustin, Mon-

taigne, Thomas Taylor, Goethe, Coleridge, Kierkegaard, Nietzsche, Dilthey, Husserl, Heidegger, Schultz, Merleau-Ponty, Spencer-Brown, Foucault, Levinas.

Bibliographie

Abraham, K., »Umbilical Cord Symbolism of the Spider's Dropline«. In: *Psychoanalytic Quarterly* 35 (1966), S. 589.
–, »Oral Aggression in Spider Legends«. In: *American Imago* 23 (1966), S. 169.
–, »Spider Phobias«. In: *Psychoanalytic Quarterly* 36 (1967) S. 52.
Adrian, E. D., *The Basis of Sensation.* London 1949.
Allen, G. E., *Life Science in the Twentieth Century.* Cambridge 1978.
Anderson, J. M., und Benirschke, K., »Maternal Tolerance of Foetal Tissue«. In: *British Med. Journal* I (1964), S. 1534–35.
Bachofen, J. J., *Mutterrecht und Urreligion.* Leipzig 1927.
Bacon, F., *The New Organon.* New York 1960. Deutsch von Anton Theobald Brück: *Neues Organ der Wissenschaften.* Darmstadt 1962. (Fotomechan. Nachdr. der 1. Aufl., Leipzig 1830).
Berger, P., und Luckmann, T., *The Social Construction of Reality.* Garden City (N. Y.) 1966. Deutsch von Monika Plessner: *Die gesellschaftliche Konstruktion der Wirklichkeit.* Frankfurt a. M. 1969.
Bergson, Henri Louis, *Le rire.* Paris 1900. Deutsch von J. Frankenberger und W. Fränzel: *Das Lachen.* Jena 1914.
Binswanger, L., *Schizophrenie.* Pfullingen 1957; engl. Ausg. s. unter May, R.
Bion, W. R., *Collected Papers,* Vol. IV, 1925 (zitiert nach Melanie Klein, 1955).
Blake, R. M., Ducasse, C. J., und Madden, E. H., *Theories of Scientific Method.* London 1960.
Bleuler, M., »Research and Changes in Concepts in the Study of Schizophrenia«. In: *Bulletin of the Isaac Ray Medical Library,* Vol. 3 (1955), Nr. 1 und 2, Butler Hospital (R.I.).
–, *Die schizophrenen Geistesstörungen im Lichte langjähriger Kranken- und Familiengeschichten.* Stuttgart 1972.

Braithwaite, R. B., *Scientific Explanation.* Cambridge (Mass.) 1953.

Brooks, C., »Metaphor, Paradox, and Stereotype«, in: *British Journal of Aesthetics* V, 4 (Okt. 1965), S. 315–18.

Brown, R. H., *A Poetic for Sociology.* Cambridge 1978.

Canguilhem, G., »What is Psychology?«, in: *Technology of the Human Sciences,* I & C Nr. 7 (Herbst 1980), S. 37.

Capra, F., *The Tao of Physics.* London 1975. Deutsch von Fritz Lahmann: *Der kosmische Reigen.* München 1977.

Cassirer, E., *Philosophie der symbolischen Formen.* 3 Bde. Darmstadt 1953–54².

Clare, A., *Psychiatry in Dissent.* London 1976.

Cooley, C. H., »The Roots of Social Knowledge«. In: *American Journal of Sociology* 12 (Juli 1926), S. 59–79.

Cooper, D., *The Death of the Family.* New York 1971. Deutsch von Edwin Ortmann: *Der Tod der Familie.* Reinbek bei Hamburg 1972.

Crookall, R., *Out-of-the-Body-Experiences.* New Jersey 1977.

Csaky, M. (Hg.), *How Does it Feel?* Great Britain (BAS) 1979.

Davis, F., »Uncertainty in Medical Prognosis, Clinical and Functional«. In: *American Journal of Sociology* 66 (Juli 1960), S. 41–47.

Dawkins, R., *The Selfish Gene.* Oxford 1976. Deutsch von Karin de Sousa Ferreira: *Das egoistische Gen.* Berlin, Heidelberg, New York 1978.

Deleuze, G., und Guattari, F., *Anti-Oedipus: Capitalism and Schizophrenia.* New York 1977. Deutsch von Bernd Schwibs: *Anti-Ödipus: Kapitalismus und Schizophrenie 1.* Frankfurt a. M. 1974.

deMause, L. (Hg.), *The New Psychohistory.* New York 1975.

–, *The Fetal Origins of History.* In Vorbereitung (1981).

Diels, H., *Die Fragmente der Vorsokratiker.* Griech. und Dtsch. Berlin 1906.

Dinnerstein, D., *The Mermaid and the Minotaur.* New York 1945. Deutsch von Hilde Weller: *Das Arrangement der Geschlechter.* Stuttgart 1979.

Eddington, A., *Philosophy of Physical Science.* New York 1939. Deutsch von Karl Hauptvogel: *Philosophie der Naturwissenschaft.* Bern 1949.

Ehrenwald, J., *The ESP Experience. A Psychiatric Validation.* New York 1978.

Eliade, M., *Notes on Demonology.* 1938.

–, *Birth and Rebirth.* London 1958. Deutsch von Emilie Hoffmann: *Das Mysterium der Wiedergeburt.* Zürich und Stuttgart 1961.

–, »Structure et Fonction du Mythe Cosmogonique«. In: *La Naissance du Monde,* Paris, 1959, S.471–95.

–, *The Two and the One.* London 1965.

Ellenberger, H. F., *The Discovery of the Unconscious.* New York 1980. Deutsch von Gudrun Theusner-Stampa: *Die Entdekkung des Unbewußten.* Bern, Stuttgart 1973.

Evans-Wentz, W. Y. (Hg.), *Das Tibetanische Totenbuch.* Deutsch von Louise Göpfert-March. Zürich und Stuttgart 1960[6].

Feigl, H., Scriven, M. und Maxwell, G. (Hg.), *Concepts, Theories, and the Mind-Body Problem.* Minneapolis 1967.

Feldmar, A., »The Embryology of Consciousness: What is a Normal Pregnancy?« Referat, gehalten beim *Symposium on the Psychological Aspects of Abortion,* am 1. Nov. 1978 in Chicago.

Ferreira, A. J., *Prenatal Environment.* Illinois 1969.

Feyerabend, P. K., *Against Method: Outline of an Anarchistic Theory of Knowledge.* In: Radner, M. und Winokur, S. (Hg.), *Minnesota Studies in the Philosophy of Science,* Bd. 4. Minneapolis 1962.

Flaubert, G., *Madame Bovary.* Paris 1857. Deutsche Übersetzung von W. Widmer, München 1959. Zitiert in Nabokov (1980).

Fodor, N., *The Search for the Beloved.* New York 1949.

Foucault, M., »Georges Canguilhem – Philosopher of Error«. In: *Technology of the Human Sciences,* I & C Nr. 7 (Herbst 1980), S. 51.

Frazer, J. G., *The Golden Bough.* London 1890. Deutsch von Helen von Bauer: *Der goldene Zweig.* Berlin 1968.

Freeman, L. und Strean, H., *Freud and Women.* New York, in Vorbereitung (1981).
Freud, S., *Die Traumdeutung.* Bd. 2 der Studienausgabe. Frankfurt a. M. 1972.
–, *Vorlesungen zur Einführung in die Psychoanalyse. Neue Folge der Vorlesungen etc.* Bd. 1 der Studienausgabe. Frankfurt a. M. 1969.
–, »Hemmung, Symptom und Angst«. In: *Hysterie und Angst.* Bd. 6 der Studienausgabe. Frankfurt a. M. 1971.
–, »Das Unbehagen in der Kultur«. In: *Fragen der Gesellschaft. Ursprünge der Religion.* Bd. 9 der Studienausgabe. Frankfurt a. M. 1974.
– s. auch McGuire
Friedman, M. u. Rosenman, R. H., *Type A Behavior and Your Heart.* New York 1974. Deutsch von Jürgen Abel: *Der A-Typ und der B-Typ.* Reinbek bei Hamburg 1975.
Fries, M. E., »Longitudinal Study: Prenatal Period to Parenthood«. In: *Journal of the American Psychoanalytic Association.* Bd. 25 (1977).
Galilei, G., *Discoveries and Opinions of Galileo.* Herausgegeben und übersetzt von S. Drake. New York 1957.
Gerard, R. W., »What is Memory?« In: *Psychobiology. Readings from Scientific American.* San Francisco, September 1953. S. 126, 131.
Gilchrist, A., *The Life of William Blake.* London 1945.
Glaser, B., und Strauss, A., »Awareness Contexts and Social Interaction«. In: *American Sociological Review* 29,5 (Oktober 1964), S. 669–678.
Goffman, E., »On Cooling the Mark Out. Some Aspects of Adaptation to Failure«. In: *Psychiatry* 15,4 (November 1952), S. 451–463.
Goldstein, K., *The Organism. A Holistic Approach to Biology.* New York 1939.
Grene, M., *Approaches to a Philosophical Biology.* London 1968.
–, *The Understanding of Nature.* Boston 1974.
Grof, S., *Realms of the Human Unconscious.* New York 1975. Deutsch von G. H. Müller: *Topographie des Unbewußten.* Stuttgart 1978.

– und Grof, C., *Beyond Death.* New York 1980.
Hamilton, W. J., und Mossman, H. W., *Human Embryology. Prenatal Development of Form and Function.* Cambridge 1972.
Hillman, J., *Loose Ends.* Zürich 1975.
Hopkins, G. M., *Poems.* Oxford 1952.
–, *Gedichte, Schriften, Briefe.* Herausgegeben von H. Rinn, Übersetzungen von Ursula Clemen. München 1954.
Hull, C. L., *Behavior System. An Introduction to Behavior Theory Concerning the Individual Organism.* New Haven (Conn.) 1952.
Huxley, F., *The Dragon.* London 1979.
Ingleby, D. (Hg.), *Critical Psychiatry. The Politics of Mental Health.* New York 1980.
Jantsch, E., und Waddington, C. H., *Evolution and Consciousness.* Massachusetts 1976.
Jaspers, Karl, *Allgemeine Psychopathologie,* 5. Aufl., Berlin 1948.
Jaynes, J., *The Origin of Consciousness in the Breakdown of the Bicameral Mind.* Boston 1976.
Jones, A., *The Jerusalem Bible.* London 1974.
Jones, E., *The Life and Work of Sigmund Freud.* New York 1957. Deutsch von Katherine Jones: *Das Leben und Werk von Sigmund Freud.* Bern und Stuttgart 1960–62.
Jung, C. G., *Symbole der Wandlung.* Vierte, umgearbeitete Auflage von »Wandlungen und Symbole der Libido«. Zürich 1952.
Kearney, P. A., *Hypnosis as a Relational Phenomenon.* Als Dissertationsschrift im April 1980 am »Hahnemann Medical College« eingereicht.
Keys, J., *Only Two Can Play this Game.* New York 1972.
Kirk, G. S., *The Nature of Greek Myths.* London 1974.
Kirsner, D., »Psychoanalysis and the Birth Experience«. Referat, gehalten bei der *Deakin Freud Conference* im Mai 1977 im Erskine House in Lorne. Zitierte Winnicott (1949).
Kitzinger, S., *Women as Mothers.* 1978. Deutsch von Inge Wakker: *Frauen als Mütter.* München 1980.
Klein, M., Heimann, P., und Money-Kyrle, R. E., *New Directions in Psycho-Analysis.* London 1955.

Koestler, A., *Janus, A Summing Up. London 1978.*
Kumar S. (Hg.), *The Schumacher Lectures.* London 1980. Darin: Laing, »What's the Matter with Mind?«
Laing, R. D., *Self and Others.* London 1972 (Penguin-Ausgabe). Deutsch von Hans Hermann: *Das Selbst und die Anderen.* Köln 1973.
–, »Existential Topology«. In: *Birth and Rebirth.* Bd. VI, Nr. 7 (Juli 1978), S. 221–223.
–, »Levels of Reality«. *International Symposium* in Florenz 1978.
Lake, F., »Birth Trauma, Claustrophobia, and LSD Therapy«. Artikel in *The Undivided Self.* London 1978.
–, »The Significance of Perinatal Experience«. In: *Birth and Rebirth.* Bd. VI, Nr. 7 (Juli 1978), S. 224–232.
Leboyer, F., *Birth Without Violence.* Glasgow 1977.
Lewin, B. D., *The Psychoanalysis of Elation.* 1950. Zitiert von Róheim (1973). S. 109, 110.
Lewis, C. S., *The Abolition of Man.* Glasgow 1978. (Erstauflage 1943.) Deutsch von Martha Gisi: *Die Abschaffung des Menschen.* Einsiedeln 1979.
Liley, A. M., »The Foetus as a Personality«. In: *Self and Society.* Band V, Nr. 6 (Juni 1977).
Lilly, J. C., (Rev. Ed.:) *Programming & Metaprogramming in the Human Biocomputer.* New York 1972.
Little, K., »The Political Function of the Poro«. In: *Africa,* 25,4 (1965).
Lorber, J., »Is Your Brain Really Necessary?« In: *World Medicine* vom 3. Mai 1980, S. 21.
Lorenz, K., *Die Rückseite des Spiegels.* München 1973.
Luria, S. E., *Life – The Unfinished Experiment.* London 1976. Deutsch von Friedrich Griese: *Leben – das unvollendete Experiment.* München, Zürich 1974.
Lyman, S. M., *The Structure of Chinese Society in Nineteenth Century America.* Dissertation an der University of California, Berkeley, 1961.
– u. Scott, M. B., *A Sociology of the Absurd.* New York 1970.
May, R., Angel, E., Ellenberger, H. (Hgg.), *Existence.* New York 1958.

McGuire, W. (Hg.), *The Freud/Jung Letters.* London 1974. Deutsche Ausgabe (editorischer Apparat übersetzt und adaptiert von W. Sauerländer): *Sigmund Freud / C. G. Jung – Briefwechsel.* Frankfurt a. M. 1974.

McHugh, P., »On the Failure of Positivism«. In: Jack D. Douglas (Hg.), *Understanding Everyday Life.* Chicago 1970.

Mead, G. R. S., *Orpheus.* London 1965.

Merleau-Ponty, M., *La Structure du Comportement.* Paris 1942. Deutsch von Bernhard Waldenfels: *Die Struktur des Verhaltens.* Berlin, New York, 1976.

Miller, P., »The Territory of the Psychiatrist: Review of Robert Castel's L'Ordre Psychiatrique«. In: *Technology of the Human Sciences,* I & C Nr. 7 (Herbst 1980), S. 63.

Monod, J., *Le hazard et la nécessité.* Paris 1970. Deutsch von Friedrich Griese: *Zufall und Notwendigkeit.* München 1971.

Mott, F., *The Universal Design of Birth.* Philadelphia 1948.

–, *The Universal Design of the Oedipus Complex.* Philadelphia 1950.

–, *The Myth of the Chosen People.* London 1953.

–, *The Nature of the Self.* London 1959.

–, *Mythology of the Prenatal Life.* London 1960.

–, *The Universal Design of Creation.* Edenbridge 1964.

Musil, R., *Der Mann ohne Eigenschaften.* Neu durchgesehene und verbesserte Auflage, hg. von A. Frisé. Reinbek bei Hamburg 1981. 2 Bände.

Nabokov, V., *Lectures on Literature.* London 1980.

Naranjo, C., *The Healing Journey – New Approaches to Consciousness.* New York 1973. Deutsch von Modeste zur Nedden Pferdekamp: *Die Reise zum Ich.* Frankfurt a. M. 1979.

Needham, J., *A History of Embryology.* New York 1975.

Neumann, E., *Die Große Mutter.* Olten und Freiburg i. Br. 1978[3].

Onians, R. B., *The Origins of European Thought.* New York 1973.

Peerbolte, M. L., »Some Problems Connected with Fodor's Birth-Trauma Therapy«. In: *Psychiatric Quarterly* 26 (1952), S. 294–306.

–, *Psychic Energy.* Wassenaar 1975.

Pelletier, K. R., *Mind as Healer, Mind as Slayer.* New York 1977.

Perry, J. W., *Lord of the Four Quarters: Myths of the Royal Father.* New York 1966.

Pietsch, P., »Shuffle Brain«. In: *Harper's Magazine.* Mai 1972.

Polanyi, M., *Personal Knowledge.* London 1958.

–, »The Study of Man«. In: *The Lindsay Memorial Lectures.* London 1958.

Popper, K. R., *The Self and Its Brain.* 1977.

Praz, M., *The Romantic Agony.* London 1970.

Pribram, K. H., *Languages of the Brain.* New Jersey 1971.

Prigogine, I., »Order Through Fluctuation: Self-Organisation and Social System«. Aufsatz, zitiert von Jantsch und Waddington (1976).

Rank, O., *Das Trauma der Geburt.* Wien 1924.

Rascovsky, A. u. a., *Niveles Profundos del Psiquismo.* Buenos Aires 1971.

Róheim, G., *The Gates of the Dream.* New York 1973.

–, *The Eternal Ones of the Dream.* New York 1971.

Rousseau, G. S. (Hg.), *Organic Form, The Life of an Idea.* London 1972.

Rowan, J. (Hg.), *The Undivided Self: An Introduction to Primal Integration.* London 1978.

Rugh, R. und Shettles, L. B., *From Conception to Birth. The Drama of Life's Beginnings.* New York 1971.

Rundle Clark, R. T., *Myth and Symbol in Ancient Egypt.* London 1959.

Scheler, M., *Wesen und Formen der Sympathie.* Frankfurt am Main 1948[5]. (Erstauflage 1913.) Englische Übersetzung von Peter Heath: *The Nature of Sympathy.* London 1954.

Schneider, *Image of the Heart and the Principle of Synergy in the Human Mind.* New York 1956.

Schrödinger, E., *What is Life? The Physical Aspect of the Living Cell and Mind and Matter.* Cambridge. Deutsch von Dr. L. Mazurcak: *Was ist Leben?* Bern 1951[2].

Schutz, A., »The Stranger«. In: *American Journal of Sociology* 49,6 (Mai 1944), S. 499–507. Abgedruckt in: Arvid Brodersen (Hg.), *Collected Papers II: Studies in Social Theory.* Den Haag 1964.
–, »On Multiple Realities«. In: *Philosophy and Phenomenological Research,* 5,4 (Juni 1954), S. 533–576.
–, *Collected Papers.* Hg. Maurice Natanson. Den Haag 1971.
Sejourne, L., *Burning Water. Thought and Religion in Ancient Mexico.* London 1978.
Sewell, E., *The Orphic Voice.* London 1960.
Spencer-Brown, G., *Laws of Form.* London 1971.
Spotnitz, H., *Modern Psychoanalysis of the Schizophrenic Patient.* New York 1969.
Staude, J. R., und Glass, J. F., »The Theoretical Foundations of Humanistic Sociology«. In: *Todays's Challenge to Sociology,* Hg. Humanistic Society. Pacific Palisades (Calif.) 1972.
Stierlin, H., »Karl Jaspers' Psychiatry in the Light of His Basic Philosophical Position». In: *Journal of the Behavioral Sciences.* Bd. X, Nr. 2 (April 1974), S.213–226.
Stott, D. H., »Follow-up Study from Birth of the Effects of Prenatal Stress«. In: *Developmental Medicine and Child Neurology* 15 (1973), S. 770–787.
Stravinsky, I., *Poetics of Music in the Form of Six Lessons.* New York 1956.
Summers, Rev. M. (engl. Übers. u. Hg.), *Malleus Maleficarum.* London 1948. Deutsche Ausgabe, übersetzt und eingeleitet von J. W. R. Schmidt: *Der Hexenhammer.* Berlin 1906. 3 Bände.
Swartley, W., »Major Categories of Early Traumas«. Artikel in: *The Undivided Self.* London 1978.
–, »The Most Common Types of Primal Experiences«. Artikel in: *The Undivided Self.* London 1978.
– u. Maurice, J., »The Birth of Birth Primals in Wartime Britain«. In: Alix Pirani (Hg.), *Birth and Rebirth.* Bd. VI, Nr. 7 (Juli 1978), S. 235–244.
Thom, R., *Stabilité Structurelle et Morphogénèse.* Massachusetts 1972.

Thomas, L., *The Lives of a Cell. Notes of a Biology Watcher.* New York 1975. Deutsch v. Margaret Carroux: *Das Leben überlebt. Geheimnis der Zellen.* Köln 1976.
Thurnwald, R., »Primitive Initiationen und Wiedergeburtsriten«. In: *Eranos-Jahrbuch* VII (1940), S. 393. Zitiert in Eliade (1958).
Tolman, E. C., »The Determinants of Behavior at a Choice Point«. In: *Psychological Review,* 45,1 (Januar 1938), S. 1–41.
–, *Purposive Behavior in Animals and Men.* New York 1932.
Verney, T. R., *The Psychic Life of the Unborn.* Referat, gehalten beim »Fifth World Congress of Psycho-Somatic Obstetrics and Gynecology« in Rom.
Vico, G., *The New Science of Giambattista Vico.* Engl. Übersetzung von Thomas B. Bergin und Max H. Fisch. Ithaca 1948.
Waddington, C. H., *Tools for Thought.* England: Paladin 1977.
Waley, A., *The Way and Its Power.* London 1965.
Weil, P., *A Consciencia Cosmica.* Vozes (Brasilien) 1976.
–, *As Fronteiras Da Regressao.* Vozes (Brasilien) 1977.
Whitehead, A. N., *Science and the Modern World.* New York 1967. Deutsch von Gertrud Tschiedel und François Bondy: *Wissenschaft und moderne Welt.* Zürich 1949.
–, *Process and Reality,* hg. von D. R. Griffin u. D. W. Sherburne. New York 1978. Deutsch von Hans-Günter Holl: *Prozeß und Realität.* Frankfurt a. M. 1979.
Wilson, E. O., *Sociobiology: The Abridged Edition.* Massachusetts 1980.
Wing, J. K., *Reasoning About Madness.* Oxford 1978.
Winnicott, D. W., *Collected Papers: Through Paediatrics to Psycho-Analysis.* New York 1958. Deutsch von Gudrun Theusner-Stampa: *Von der Kinderheilkunde zur Psychoanalyse.* München 1976. *The Maturational Processes and the Facilitating Environment.* London 1972.
Zolla, E., *Archetypes.* London 1981.